welcome

大家好，我是猴哥。
不管你是在积极备孕，
还是已经惊喜『中奖』，
都欢迎你翻开这本书。

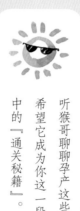

听猴哥聊聊孕产这些事儿，希望它成为你这一段特殊旅程中的『通关秘籍』。

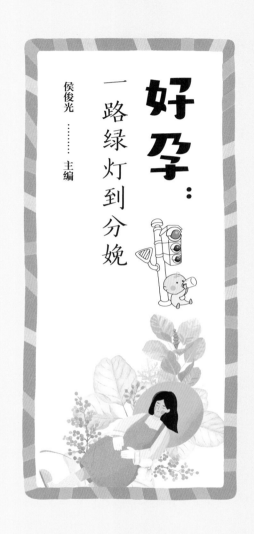

好孕：一路绿灯到分娩

侯俊光 ⋯⋯⋯⋯ 主编

江苏凤凰科学技术出版社 · 南京

图书在版编目（CIP）数据

好孕：一路绿灯到分娩 / 侯俊光主编.—南京：江苏凤凰科学技术出版社，2024.03
ISBN 978-7-5713-3778-0

Ⅰ.①好… Ⅱ.①侯… Ⅲ.①孕妇 – 妇幼保健 – 基本知识 Ⅳ.①R715.3

中国国家版本馆CIP数据核字（2023）第180613号

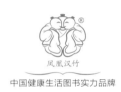

中国健康生活图书实力品牌

好孕：一路绿灯到分娩

主　　　编	侯俊光
责 任 编 辑	刘玉锋　王　超
特 邀 编 辑	陈　岑　高晓炘
责 任 校 对	仲　敏
责 任 监 制	刘文洋

出 版 发 行	江苏凤凰科学技术出版社
出版社地址	南京市湖南路 1 号 A 楼，邮编：210009
出版社网址	http://www.pspress.cn
印　　　刷	南京新世纪联盟印务有限公司

开　　　本	720 mm × 1000 mm　1/16
印　　　张	17
字　　　数	200 000
版　　　次	2024 年 3 月第 1 版
印　　　次	2024 年 3 月第 1 次印刷

标 准 书 号	ISBN 978-7-5713-3778-0
定　　　价	49.80元

图书如有印装质量问题，可向我社印务部调换。

关于怀孕，我想告诉你的

　　大家好，我是猴哥。做妇产科医生数十载，借助抖音平台传播孕产知识5个春秋，我几乎每天都会在线上线下和不同的准妈妈交流。因此，本书中既有作为专业人士的侯医生分享的孕产知识和实用指导，又有作为朋友的猴哥给出的"有的放矢"的建议。对我来说，与其说这是一本书，倒不如说它更像是我的一个孩子，还是个精心"备孕"、期待已久的"头胎"。

　　这本书讲述了孕期的各种点滴知识，有关准妈妈的身体和情绪变化部分应该是最能引起大家共鸣的。怀胎10月，神奇的子宫，从容量仅5毫升、不足鸡蛋大，增大到能承载一个3.5千克左右的胎儿、800毫升羊水和一个大约6寸比萨大的胎盘，整整增大了1000倍。不仅仅是子宫，准妈妈身体的各个系统都发生了"翻天覆地"的改变。

作为一个妇产科医生，我见证了无数准妈妈整个孕期的变化，深知每一位女性在怀孕、分娩阶段要经历多少难关。她们常常因为听信不实言论而焦虑，害怕产检医生的严厉而不敢多加询问，听到某一项检查未通过而自责，看到B超描述的某个细小的问题而忧心忡忡……因为猴哥见过太多困惑、焦虑和恐惧的准妈妈，所以开始着手这本书的写作，希望告诉各位准妈妈，放轻松，把怀孕当成特殊甚至有点儿神圣的生命体验，科学备孕、安心养胎、幸福分娩。

恐惧源于无知，当然很多无知是因为接收到繁杂的、不科学的信息所致。在这里，猴哥会教你，如何通过产检、饮食、调整生活习惯等方式缓解孕期可能遇到的不适，每天只需要10分钟，就能让你对健康怀孕了解多一些，困惑少一些，底气多一些，恐惧少一些。

正如猴哥多次在抖音里强调的：生孩子虽然不像玩儿一样，但也不是非常困难的、不可达成的任务；生孩子不是纯粹欣赏风景的旅程，而是更像一个寻宝之旅，有刺激、有惊险，但更多的是惊喜。带上猴哥给的攻略，我们一起出发，兵来将挡，水来土掩，收获属于自己的宝藏吧！

2024 年 2 月

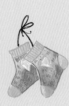

孕育新生命是一项伟大的工作。

虽然过程会有艰辛，

却终将收获巨大的喜悦。

目录

备孕

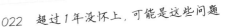

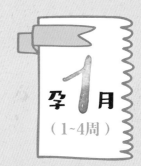
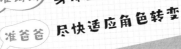
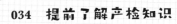

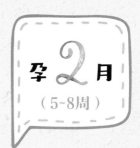

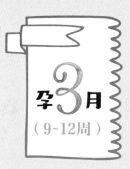

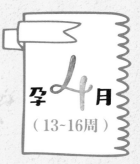

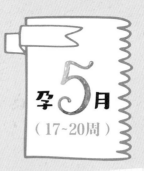

 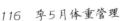

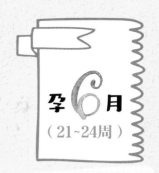

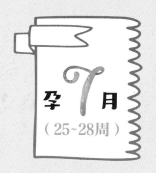

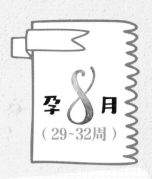

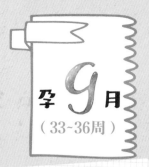

孕 **9** 月
（33~36周）

 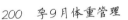

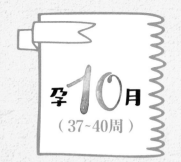

孕10月
（37~40周）

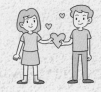

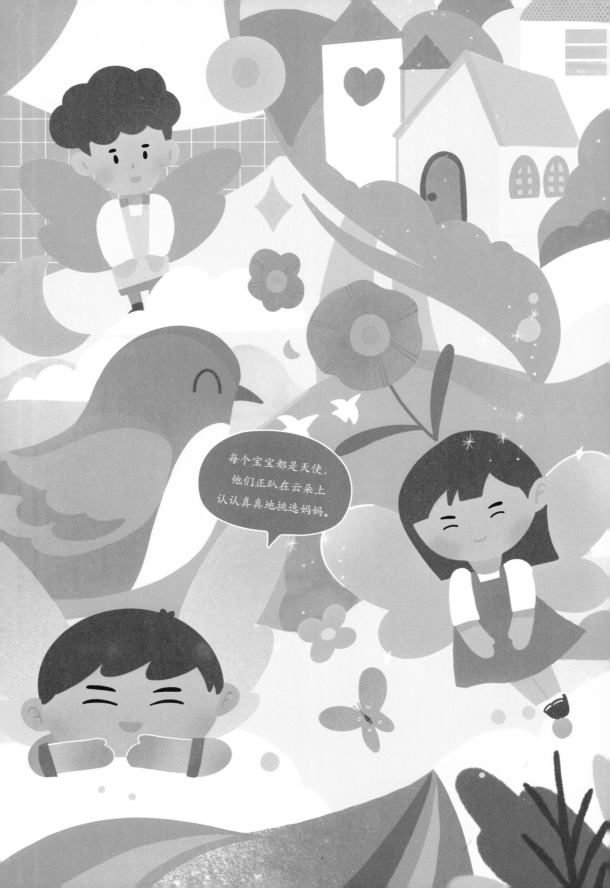

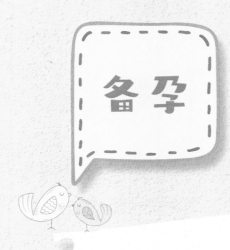

备孕

备孕是一个美妙的起点，
妈妈和宝宝都健康
才是孕育的最终目标。
因此，
一定要把握孕前机会，
做有备而来的父母。

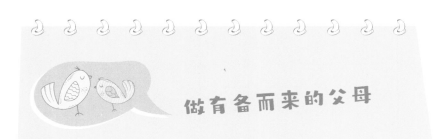

做有备而来的父母

在门诊，猴哥经常会遇到来做孕前检查却又不清楚具体要查什么的夫妻。本节，猴哥会聊一聊孕前检查的那些事儿，帮助备孕夫妻解答疑惑。既然已经下定决心要孕育一个新生命，那就在正式出发之前准备就绪吧。

孕前检查夫妻都要做

选择孕育一个生命，就意味着需要开始负起责任。做好充分的孕前检查，是父母负起责任的第一步。虽然部分备孕女性可能已经做过单位的体检，或者是婚前检查，但完整的孕前检查覆盖面更广，针对性也更强，更能帮助备孕夫妻发现一些可能出现的隐患和注意点，以便更高质量地备孕。因此，为了以后的孕养之路走得更顺畅，孕前检查不可或缺。怀孕是夫妻双方的事，备孕的夫妻一定要一起做孕前检查，才能最大限度地确保备孕、怀孕之路的健康和顺利。

孕前检查的准备工作

孕前检查最好安排在孕前3~6个月。女性检查要避开月经期，选择月经干净后的3~7天进行检查（内分泌检查选择在来月经后2~4天的结果最精准）。检查前3~5天最好饮食清淡；检查前3天不要有性生活；检查前1天注意休息，不要使用洗液清洗外阴和阴道。男性检查前2~7天不要抽烟、喝酒，不要吃油腻、糖分高的食物，不能有性生活。需要空腹检查的项目主要包括肝功能、肾功能、血糖、腹部脏器超声等，做这些检查的前1天晚饭后不要再吃东西。

热点问题

孕前检查挂什么科

有些医院会设立孕前检查专科门诊，有些医院会把孕前检查设在内科或者妇科。挂号前，可以先到医院导医台或者挂号窗口处进行详细询问，再排队挂号，以免耽误时间。有的妇幼保健医院也会有免费的孕前检查，可以到当地医院咨询一下，也许就能省下几百元。

检查前先问自己这些问题

为了提前让医生了解夫妻双方的相关情况，以便对备孕计划给出更有效的建议，备孕夫妻可根据下表提出的问题，依据自身情况整理一份孕前自测表。

女性自测表

经期史

💗 多久来一次月经，每次来几天

💗 是否有不规律的月经周期

💗 月经量会不会过多或过少

💗 两次月经周期之间是否有不明原因的出血

💗 是否有痛经情况

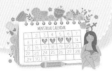

家族病史

💗 家族里是否有人生育过有遗传缺陷的孩子，或是出现过死产

💗 有无家族遗传病

疾病史

💗 平时身体是否健康

💗 是否曾被诊断患有子宫内膜异位症

💗 是否曾被诊断患有多囊卵巢综合征

💗 子宫是否做过手术，例如剖宫产、子宫肌瘤剔除等

💗 是否进行过输卵管结扎

💗 是否患有慢性疾病，例如糖尿病、甲状腺疾病或高血压

💗 是否正在服用某种药物

💗 是否曾经怀孕过，或者分娩过、引产过、早产过，是否出现过孕期并发症

💗 是否出现过流产，一共有过多少次

💗 对于前几次流产的原因，医生是如何诊断的

性生活史

💗 是否感染过性传播疾病，如果有，是哪一种

💗 平时同房是否避孕，如果避孕，采取哪种避孕方式；如果不避孕，有多久（了解有无不孕情况）

💗 这一胎是准备自然怀孕，还是人工授精、试管婴儿

生活习惯

💗 职业环境如何

💗 平均每天会饮用多少杯含有咖啡因的饮料，例如茶、咖啡或者苏打水

💗 是否吸烟、喝酒

💗 体重是否偏低或超重

💗 平时的运动习惯如何

💗 心理健康状态如何

男性自测表

疾病史
♥ 是否患有慢性疾病，例如糖尿病、甲状腺疾病或高血压

♥ 是否正在服用某种药物

性生活史
♥ 平时同房是否避孕，如果避孕，采取哪种避孕方式；如果不避孕，有多久（了解有无不孕情况）

家族病史
♥ 家族里是否有人生育过有遗传缺陷的孩子，或是出现过死产

♥ 有无家族遗传病

生活习惯
♥ 职业环境如何

♥ 平均每天会饮用多少杯含有咖啡因的饮料，例如茶、咖啡或者苏打水

♥ 是否吸烟、喝酒

♥ 体重是否偏低或超重

♥ 平时的运动习惯如何

♥ 心理健康状态如何

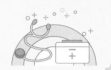

孕前检查的四个步骤

第一步，备孕夫妻告知医生双方的身体情况，医生将会根据情况做出针对性指导。

第二步，备孕夫妻进行必要的身体检查，如身高、体重、腰围、心率等，女性还要做简单的妇科检查，用来排除一些常见的妇科疾病。

第四步，备孕夫妻在做完所有检查后，先别急着离开，把检查结果整理好后再回到医生办公室，向医生寻求备孕方面的建议和指导。

第三步，备孕夫妻进行必要的孕前检查，主要分为一般健康状况检查、传染性疾病检查，女性、男性特有的检查，前两项为男女都要做的检查，用以提前发现疾病，助力健康科学备孕。如果有近期体检报告，可以带给医生参考。

孕前检查的具体项目

孕育生命就意味着对他负起责任，给予他一个健康的身体和良好的生活环境，做孕前检查是不可以省略的步骤。

男女都要查的项目

检查项目	检查内容	检查目的	检查方法与注意事项
血常规	血红蛋白、白细胞、血小板等	排除血液问题及是否贫血、是否有感染等（夫妻双方有一方来自川渝、两湖、两广、海南等地，建议做地中海贫血筛查）	静脉抽血
尿常规	尿色、酸碱度、尿蛋白、尿比重、管型、尿糖定性、尿隐血等	10个月的孕期会加重女性肾脏负担，孕前检查有助于尽早知道是否存在肾脏疾患	尿液检查（中段尿）
肝肾功能	肝功能检查包括转氨酶、胆汁酸等项目	如果肝、肾功能异常，需要及时查明原因，进行治疗，指标降至正常再备孕	静脉抽血（空腹）
空腹血糖	血糖	空腹血糖在3.9~6.1毫摩/升，餐后2小时小于6.7毫摩/升，更适合怀孕。如果空腹血糖升高，则存在糖尿病的可能，需要做进一步检查来明确诊断。如果确诊糖尿病，建议待血糖控制平稳再备孕	静脉抽血（空腹）
血脂	甘油三酯、总胆固醇、低密度脂蛋白	如果检查结果显示水平升高，提示为高血脂，则需控制饮食，必要时吃降脂药物治疗	静脉抽血（空腹）
心电图检查	心脏状况	排除严重心律失常等	不要在饥饿状态下检查
胸部X线检查	心肺状况	筛查心肺疾病，如显示异常，则需要到呼吸科就诊	射线量极低，不会影响正常备孕
甲状腺功能	促甲状腺激素、游离甲状腺素、甲状腺过氧化酶抗体等	排除甲状腺功能亢进（甲亢）或甲状腺功能减退（甲减）的可能，两者对胎宝宝的影响都比较大	静脉抽血（空腹）
血型	包括ABO血型和Rh血型鉴定	血型为Rh阴性的备孕女性、有不明原因流产史的夫妻需要检查，目的是判断是否会发生母胎血型不合所导致的新生儿溶血症	静脉抽血
染色体检查	多项遗传疾病	有遗传病家族史的男性或女性、有习惯性流产史的女性需要在孕前3个月检查	静脉抽血

检查项目	检查内容	检查目的	检查方法与注意事项
传染性疾病	梅毒和艾滋病	母婴之间垂直传播的风险较大，要早检查、早预防	检验艾滋病病毒（HIV）抗体和梅毒抗体
	乙肝和丙肝	备孕女性或准妈妈如果患乙肝，要注意母婴阻断和孕期发病问题。因为孕期肝脏负担加重，乙肝有可能会发病，所以要密切监测肝功能、注意病毒量，一旦发现肝功能异常要及时治疗；孕期用药要尽量少，避免使用对胎儿有影响的药物；在孕24~28周，如果病毒量较高则要进行抗病毒治疗，降低病毒量，以减少母婴传播概率；生产后，新生儿要打乙肝疫苗和乙肝免疫球蛋白	静脉抽血（空腹）
	优生四项筛查（TORCH）	预防流产和胎儿先天畸形。家里养宠物的备孕女性要格外重视该项筛查	静脉抽血

女性特有的检查

检查项目	检查内容	检查目的
阴道分泌物检查	取阴道内分泌物，进行白带常规、淋球菌、支原体和沙眼衣原体的检查	排除引起阴道炎以及急性宫颈炎的病原体感染，孕前感染可能会影响怀孕，孕期感染会增加流产风险。考虑到衣原体和淋球菌可通过性行为传播，一旦确诊，需要夫妻同治
妇科超声检查	可以帮助明确有无子宫内膜息肉、子宫肌瘤、病理性卵巢囊肿等情况	如果子宫内膜息肉长期存在或直径大于1厘米，必要时要做宫腔镜手术摘除，手术后1个月即可备孕；如果子宫肌瘤直径大于5厘米，孕期发生肌瘤变性风险较大，建议先进行手术治疗，推迟备孕计划；如果卵巢病理性囊肿直径大于5厘米，需要进一步检查并完善肿瘤标志物等，必要时先手术治疗，良性肿瘤手术后次月即可正常备孕
宫颈癌筛查	通过刮取宫颈脱落的细胞，来排除宫颈病变的可能	一年内没有进行过宫颈癌筛查的女性，建议在孕前进行此项检查。如检查结果为意义不明的非典型鳞状上皮细胞增生，则需要进一步检查人乳头瘤病毒（HPV），必要时做阴道镜下宫颈活检；活检结果无异常或为低级别癌前病变，则可以正常备孕
乳腺超声检查	可以提前发现一些乳腺疾病以及影响哺乳的先天发育异常	乳腺纤维瘤虽然是良性疾病，但女性怀孕后体内激素水平变化大，纤维瘤可能在短期内增大，甚至转变成恶性的"分叶状肿瘤"

男性特有的检查

检查项目	检查内容	检查目的
精液检查	主要检查精子的活动力和畸形率、精子总数等	精子质量直接影响受精卵的质量。如果存在前列腺炎、精囊炎、附睾炎或者精子少、畸形率高等情况，需要积极治疗
前列腺液检查	检查前列腺液的颜色和状态是否正常	前列腺液正常为乳白色、偏碱性，有炎症时白细胞数量会增加，甚至会形成成堆脓细胞，需及时治疗，否则会影响精子的正常功能
内分泌检查	通过促性腺激素释放激素或克维米芬刺激试验可以了解"下丘脑—垂体—睾丸轴"的功能	男性第二性征的发育离不开睾酮，测定睾酮水平可以直接反映间质细胞的功能。如有必要，可测定甲状腺激素或肾上腺皮质激素
睾丸活检	取出少量睾丸组织检查睾丸曲细精管的生精功能及间质细胞的发育情况	检查是否患有无精或少精症、睾丸囊肿、睾丸肿瘤等可能会导致不能正常生育的疾病

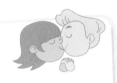

● 精液检查的准备和结果判定

　　备孕男性检查前必须停止性生活2~7天，并且不得有手淫等情况，还应戒烟戒酒，也不要服用对生精功能有影响的药物。正常情况下，一次射精的精液量为2~6毫升，少于2毫升或大于8毫升为异常。精液的pH正常在7.2~8.0，pH小于7.2或大于8.0，均视为异常情况。正常男性的精子活力值为：a级精子大于25%，a级+b级精子大于50%。（a级为快速向前运动的精子，b级为慢速或呆滞向前运动的精子，c级为原地不动的精子，d级为死精。）

口腔检查不可忽视

女性在怀孕后，体内激素水平升高，很多准妈妈会发生牙周问题，甚至会加重已有的口腔问题。可是，如果在孕早期和孕晚期进行口腔治疗，很容易发生流产和早产。即便是在胎宝宝状态较为安全稳定的孕中期，医生也不方便为孕妇进行口腔X线检查。因此，建议女性在备孕期就处理好口腔的问题，以免孕期治牙影响自身与胎儿健康。

准妈妈每天刷牙2~3次，保持良好的口腔卫生，再配合口腔检查，可以避免怀孕期间的口腔问题。

备孕期间药物使用要谨慎

备孕女性生病时既不要过分谨慎，也不要随意服用处方药。备孕女性服用药物可能会对怀孕产生以下3个方面的影响。

1 备孕期间随时都会有受精卵结合的情况，女性服药可能会影响月经周期、卵子成熟和正常排卵。如布洛芬等药物。

2 影响生殖细胞，导致受孕失败或胚胎停止发育，甚至引起胚胎染色体异常。如部分降压药、部分降脂药、四环素等。

3 服药时如果女性已经怀孕，还可能导致胎宝宝发育畸形。如氟康唑、华法林等药物。

如果备孕女性因糖尿病、高血压等慢性基础疾病需要长期服药，建议备孕前先咨询医生；类似细菌性肺炎、尿路感染等疾病，如果不服药很可能会加重病情，应该在医生的指导下用药；如果是病毒性感冒、腹泻等疾病，疾病本身有自限性，即使不吃药也能好转，可以先不用药，严重情况下需咨询医生后再用药。

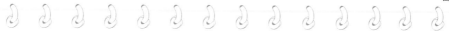

猴哥聊孕产

服药期间意外怀孕怎么办

如果在不知道怀孕的情况下服用了药物，先不要急着终止妊娠。一般来说，受精后1~2周（停经3~4周），药物对胚胎的影响是"全或无"，即要么没有影响，要么导致流产。如果没有流产，就意味着可以继续妊娠；受精3~8周是"高敏期"，这期间服药致畸率高。最好去正规医院，将服用药物的名称、数量和时间等详细信息告诉医生，再决定要不要把胎宝宝留下来。

乳腺结节，不要"一刀切"

一些备孕女性在做完乳腺超声检查后，发现存在双乳小叶增生、乳腺结节或肿块等问题，从而产生担忧。

如果检查结果是乳房小叶增生，普遍为良性，通常由乳腺腺体明显增厚导致，平时注意饮食和休息即可改善，不影响备孕，也不影响产后哺乳。

如果检查出乳腺结节或乳腺纤维瘤，则应该由医生根据结节或肿块目前的大小及增长速度，决定是随访复查还是孕前切除。如果是随访复查，一般需要3个月做一次乳腺彩超。妊娠期雌激素增加，会加速纤维瘤的生长，还有转化成恶性"分叶状肿瘤"的可能。如果乳腺超声显示肿块已经有恶变的可能，此时应该立即动手术切除。

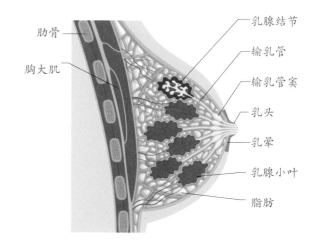

肋骨
胸大肌

乳腺结节
输乳管
输乳管窦
乳头
乳晕
乳腺小叶
脂肪

洗澡时四指并拢，用指腹轻按乳房，如果有疙疙瘩瘩的感受，很可能是小叶增生，并不一定是结节。

女性提前3个月补叶酸

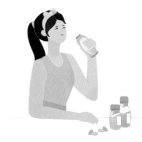

叶酸片剂一般每片含量为400微克，正常备孕，女性每天吃一片即可。

叶酸是一种水溶性B族维生素，是促进胎宝宝神经系统和大脑发育的重要物质。备孕女性最好从怀孕前3个月开始补充叶酸，一直到孕期结束，可以预防孕期贫血、早产等情况。若发现意外怀孕，没来得及补叶酸也不要着急，只要夫妻二人都很健康、饮食均衡，从知道怀孕的那一刻开始补叶酸，同样有助于胎宝宝的生长发育。目前一般建议女性孕前及孕期每天摄入400微克的叶酸。

男性看情况补叶酸

男性也可以服用叶酸来帮助提高精子的质量。不过，绝大多数男性只要日常生活中饮食均衡，一般都能够获取足够的叶酸。所以，男性要不要补叶酸，可以结合自己的实际情况来选择，即使需要补，也不用像女性那样有规律地摄入。

番茄红素和锌能强健精子

番茄红素是一种抗氧化剂，可以起到改善精子质量、保护前列腺的作用。为提高精子质量，备孕男性平时可以多吃些番茄、胡萝卜等，提高体内番茄红素的水平。

补锌对备孕男性意义重大，精液中锌含量越高，精子数量就越多、越有活力、越能够穿过卵子透明带使卵子受精。另外，缺锌也有可能让男性性功能减退、性欲降低，不利于夫妻备孕。

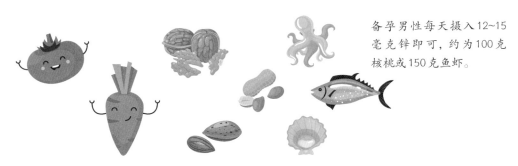

备孕男性每天摄入12~15毫克锌即可，约为100克核桃或150克鱼虾。

一定要和烟酒说再见

女性备孕期和孕期远离烟酒已经成为常识，但这里依旧要来个"老生常谈"。烟酒对于备孕夫妻来说都是绝对禁止的。烟草中的有害成分可通过血液循环进入生殖系统，直接或间接产生毒性作用。怀孕前夫妻双方或一方经常吸烟，将会增加下一代发生畸形的风险。每天吸烟10支以上，宝宝发生先天性畸形的风险增加2.1%；男性每天吸烟超过1盒，精子畸形比例超过20%。

和香烟一样，酒精可使内分泌紊乱，造成精子或卵子畸形，影响受精卵正常着床和胚胎发育。受酒精损害的生殖细胞普遍发育异常，容易导致流产。因此计划怀孕前6个月，夫妻双方均要戒烟、戒酒，给胎宝宝创造一个健康的生长环境。

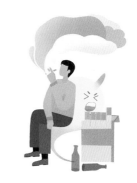

烟草和酒精不仅会伤害准爸爸，长期被动吸烟的准妈妈也容易流产、早产。

夫妻双方每天锻炼半小时

久坐不动，男性的精子质量会下降；相反，适宜的运动不仅可以强身健体，还能帮助男性提高精子质量，也能帮助女性调节体内激素水平，增强免疫力。当然，备孕期也不能盲目进行运动健身，应该根据个人情况循序渐进，避免突然进行高强度的体能锻炼。建议夫妻双方在备孕前3个月就制订好健身计划，每天锻炼30分钟。

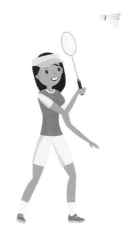

夫妻相约一起运动，既能互相督促，又能增进感情。

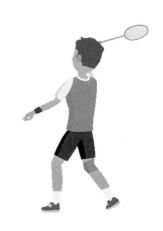

不一定要送走宠物

一些备孕女性常常被建议要送走宠物。其实，只要做好以下几点，宠物还是可以继续养在家里的。

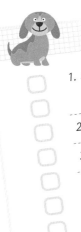

1. 备孕前，要给家里的宠物做检查，看是否携带弓形虫和其他寄生虫，并给宠物打预防针，定期驱虫。

2. 备孕女性摸完宠物后要及时洗手，保持手部卫生。

3. 备孕女性如果此前有和宠物一起睡的习惯，现在要改掉。

4. 动物的粪便是很容易传染细菌的载体，清理粪便的工作备孕女性可以交给家人处理。

5. 备孕女性在做 TORCH 检查时，如果显示已经感染过弓形虫病，那么体内已经产生了抗体，就不用再担心感染了。

正确使用排卵试纸可提高受孕成功率

备孕女性可以通过排卵试纸检测促黄体生成素（LH）的峰值水平，来预知是否排卵。在排卵前的 24 小时内，LH 会出现一个高峰，此时可以用排卵试纸来检测。未来 24~48 小时可能会排卵的这个时间段内，备孕女性在条件允许的情况下可以每 4 个小时使用排卵试纸测一下，更精确地捕捉排卵时间。当排卵试纸测到强阳转弱阳之后，备孕夫妻应该及时同房，此时受孕的概率会非常高。

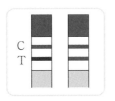

阳性结果：T 区颜色与 C 区相当，或更深（未来 24~48 小时内排卵）。

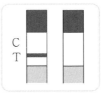

无效结果：对照区 C 没有出现红色线（检测失败，重新检测）。

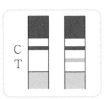

阴性结果：T 区无红线或者比 C 区颜色浅（未到排卵期）。

一年中受孕较佳时段有三个月

如果女性准备怀孕,最好抓住7、8、9这三个月。因为这期间有各种新鲜的蔬果上市,准妈妈容易获取丰富的营养;此时风疹、流感等流行性病毒感染的发病率比较低,怀孕初期的胎宝宝不易受到病毒的侵袭;而且,如果在这三个月期间怀孕,宝宝刚好在来年的4~6月出生,气候温和,既有利于新妈妈的身体恢复,又有助于宝宝的喂养、护理。

人的身体机能在晚上9~10点达到顶峰,在夫妻双方心情愉悦的情况下,此时是一天当中受孕的较佳时刻。

二胎、三胎备孕,休养好再开始

如今的父母大多是独生子女,很多人都想生个二胎或三胎,让自家宝宝有个陪伴。

● 再次备孕,检查也不可忽视

虽然每个人的血型和有无遗传性疾病是确定的,但其他项目的检查结果会随着时间而改变。特别是女性备孕二胎、三胎时的年龄超过35岁的情况下,孕晚期发生早产、妊娠糖尿病、妊娠高血压综合征等并发症的概率就会增大,分娩的风险也会提高。因此,不管是备孕第几胎,孕前检查都要重视。

● 剖宫产妈妈何时要二胎

剖宫产妈妈的身体完全恢复需要2~3年的时间,因个人体质及身体状况的不同会相应延长或缩短。总的来说,间隔2年比较适宜。

孕前做B超了解剖宫产切口的愈合情况,确定是否存在剖宫产切口憩室。再次怀孕时一定要按时进行产前检查,平时要注意是否有宫缩、子宫是否敏感、子宫瘢痕部位是否有压痛等现象。

● 自然分娩后多久可以生下一胎

如果女性在分娩时没有侧切、子宫没有伤口，理论上只要月经恢复正常就可以怀孕。但是，身体和子宫都需要一个休息和恢复的过程，一般建议女性自然分娩1年后再制订怀孕计划。很多正在母乳喂养的妈妈误认为只要月经没来就不会怀孕。其实每个人月经的恢复时间长短不一，可能月经尚未复潮，但已经恢复了排卵，此时就可能会在哺乳期"意外"怀孕。因此，产后女性要坚持避孕，让母体得到充分的休养后再考虑怀孕。

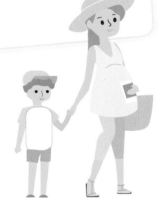

怀二胎的时候也不要忽视了大宝的情绪，父母在备孕的时候就要提前告诉大宝，让孩子有时间充分去适应，不要等到快生产了才"通知"大宝。

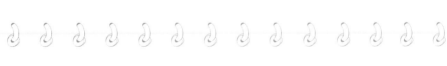

猴哥聊孕产

一胎剖宫产，二胎分娩方式怎么选

如果一胎分娩方式为剖宫产，再次分娩为了安全，一般也建议剖宫产。不过，医学在不断进步，如今，一胎剖宫产的准妈妈在生二胎时自然分娩的成功率也在不断提高。建议准妈妈们在产前请产科医生综合评估自己的身体状况及胎儿大小，同时参考前一次剖宫产的手术原因及方式，做出最佳选择。

高龄备孕更要重视孕前检查

超过35岁的男女计划生育，一定要做全面的孕前检查，学会科学备孕，戒除不良生活习惯，同时放松心情，高龄夫妻一样可以怀上健康的宝宝。

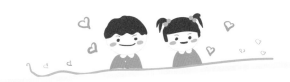

● 高龄女性要先确定卵巢功能

女性30岁以后，患妇科疾病的概率较大，建议在备孕前先做B超了解子宫、卵巢、输卵管是否有异常；对于月经周期不规律、月经量减少的高龄女性，建议备孕前先通过妇科内分泌全套和B超检查评估卵巢的储备功能，如果储备功能不足，应遵医嘱考虑是否需要补充激素治疗，或者辅助生殖技术怀孕。

● "高龄"并不一定"高危"

超过35岁的女性在备孕时往往会面临更加烦琐的身体检查和评估，普遍被认为更难怀上宝宝，或者即便怀孕了也更容易流产、宝宝更容易出现疾病等。

"高危产妇"通常用来形容身体素质较差、脏器机能较弱、运动习惯较差、生育风险较大的产妇。而这些特点并不一定只出现在35岁以上的女性身上。有时，因为作息不规律，或先天不足，低于35岁的女性群体中也存在有这些特点的人。相反，35岁以上的女性中也存在着相当一部分因保养得宜、运动规律而保持良好身体状态的人。

因此，虽然随着产妇年龄的增长，胎儿发生染色体异常的风险会逐渐增加，但并不能将这些生育风险一概归结到女性年龄的问题上，配偶的身体状况和精子质量也决定着孩子的健康状况。只要遵照医嘱，注意备孕、怀孕和待产期间的饮食、作息等方面，高龄女性也能健康顺利地度过孕期。

生男生女与遗传之谜

即便如今优生优育观念已经十分普及，在年轻人当中仍然存在很多关于受孕、怀孕的误区。下面的内容也许能解决你的一些困惑，帮你进一步科学合理地备孕。

儿子像妈妈，女儿像爸爸

从遗传学角度看，性染色体上存在某些特征性基因。因为性染色体X比性染色体Y大，所以X染色体上所承载的基因比Y染色体上的要多。男孩的性染色体为XY，其中的X染色体来自妈妈，Y染色体来自爸爸。由于Y染色体所含的基因很少，所以会出现"儿子像妈妈"的情况；而女孩的性染色体为XX，其中一条X染色体来自爸爸，另一条来自妈妈，来自妈妈的X染色体往往被来自爸爸的X染色体所"掩盖"，这就是"女儿像爸爸"的原因。

性别的事，染色体说了算

人体细胞内有46条染色体，其中23条来自爸爸，23条来自妈妈。胎宝宝从妈妈那儿只能得到X染色体，从爸爸那儿可以得到X染色体或者Y染色体。而精子与卵子的结合是随机的：如果胎宝宝从爸爸那儿得到的是Y染色体，胚胎第8周就会出现睾丸发育，将来发育成男孩；如果胎宝宝从爸爸那儿得到的是X染色体，胚胎第8周就不会出现睾丸发育，将来发育成女孩。

这些预测宝宝性别的方法不靠谱

清宫表多巧合

清宫表是民间流行的一种猜测胎宝宝性别的方法。其实清宫表所谓的"准"，大多数时候仅仅是巧合，毫无科学依据。当精子与卵子结合时，胎宝宝的性别就已经决定了，所谓的一张表格是不能预测的。

胎音辨男女不靠谱

网络上流行的说法是：产检5次以上，心率都是140次/分上下，特别是140次/分以下的一般是男孩；心率在150次/分上下，特别是150次/分以上，是女孩的可能性更大。事实上，胎心正常范围为120~160次/分，那些通过胎心来分辨男女的说法没有科学依据。

"酸儿辣女"别相信

怀孕期间，由于准妈妈身体的内分泌活动与平时有所不同，新陈代谢活动也随之发生变化，继而对消化系统产生影响，所以准妈妈的身体会出现例如嗜酸或嗜辣等正常的妊娠生理反应，这与胎宝宝的性别无关。

肚形辨男女没有科学依据

"上怀女孩，下怀男孩""圆肚子生女，尖肚子生男"也没有科学依据。有些准妈妈骨盆较小，胎儿入盆速度较慢，就会形成"上怀"。反之，如果准妈妈的骨盆较宽，胎儿入盆比较快，就会形成"下怀"的肚形。

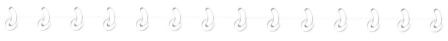

猴哥聊孕产

性高潮可能帮助受孕

性高潮对受孕本身有一定积极影响。女性如果在排卵期达到了性高潮，就会出现强有力的肌肉收缩，有利于精子进入子宫，大大增加受孕概率。

什么样的体质容易怀双胞胎

在自然受孕的情况下，大约每89个孕妇中有一个怀有双胞胎。但在某些家族或地区，怀双胞胎的概率会偏高一点，比如家族中曾诞生过多例双胞胎。现在人们怀双胞胎的概率会比原来高，部分原因是试管婴儿越来越多了，因为试管婴儿手术为了保证成功率，一般会至少放入两个卵子，但这属于非自然受孕的情况。

怀上双胞胎虽然是一件值得高兴的事，但同时，准妈妈所面临的风险也是加倍的，属于高危妊娠，夫妻双方需要加倍小心。

● 同卵双胞胎性别一样，长相也一样

同卵双胞胎指两个胎儿由一个受精卵分裂发育而成，他们一般会有相同的性别和遗传基因，甚至外貌看起来也会极其相似。生活中常见的长相几乎一样的双胞胎，就属于这种情况。

● 异卵双胞胎性别和长相都可能不同

异卵双胞胎是由不同的受精卵发育而成的，他们的性别可能相同也可能不同，外貌和遗传基因与其他不同时间出生的兄弟姐妹情况相似。生活中见到的"龙凤胎"和性别相同、长相不那么相似的双胞胎，一般是异卵双胞胎。

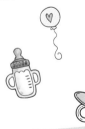

宝宝的智商受多种因素影响

一般认为，与人类智力有关的基因主要集中在X染色体上，因为妈妈有2个X染色体，所以妈妈的智力在遗传中占更重要的位置。

准妈妈的激素水平也会对孩子的智商造成一定影响，特别是甲状腺激素。当准妈妈的甲状腺激素分泌过少时，可能会导致宝宝身材发育矮小，智力低下。有研究表明，妈妈在孕期的情绪、言行将直接影响胎宝宝的性格和智商。如果准妈妈长期聆听动人的音乐，欣赏艺术绘画，保持良好的心态，宝宝的智商会偏高，性情也会较为温和。值得一提的是，胎教之所以会对胎宝宝产生积极作用，是因为胎教直接影响了准妈妈的情绪。此外，当胎宝宝出生后，规律饮食和合理作息，也会对其智力产生积极影响。

爸妈都不高，宝宝能高吗

人的成年靶身高有55%~80%由父母遗传决定，其他则与环境因素有关。也就是说，宝宝的身高大概率由父母的身高决定，但后天干预也能促进长高。孩子可以通过适度运动、规律作息、合理饮食、养成良好习惯等方式长高。比如，在饮食上增加营养摄入；在运动方面，通过打篮球、跳绳、摸高练习等，促进骨骼良好发育。父母要抓住孩子的3个爆发性生长发育阶段：婴儿时期、幼儿时期、青少年时期，只要后天干预得当，孩子身高可以有5~10厘米的增长。

身高的遗传作用

奥地利遗传学家孟德尔认为，妈妈对宝宝身高的遗传作用更大。妈妈高，爸爸矮，宝宝多数也比较高；如果爸爸中等身高，妈妈矮，宝宝身材矮小的可能性更大。

血型遗传的规律

血型的遗传就像是父母给子女的一张不可涂改的天然"身份证"。如果知道父母的血型，便可以推算出子女可能是哪种血型、不可能是哪种血型。

父母血型与子女血型的遗传规律

父母血型	子女会出现的血型	子女不会出现的血型
O与O	O	A、B、AB
A与O	A、O	B、AB
A与A	A、O	B、AB
A与B	A、B、AB、O	—
A与AB	A、B、AB	O
B与O	B、O	A、AB
B与B	B、O	A、AB
B与AB	A、B、AB	O
AB与O	A、B	O、AB
AB与AB	A、B、AB	O

宝宝的肤色会随谁

肤色的遗传一般遵循"中和"色的自然法则。如果准爸妈一方白一方黑，那么很可能会生出一个"中性"肤色的宝宝；如果准爸妈皮肤白皙，大概率会生出白白嫩嫩的宝宝。

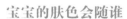

热点问题

宝宝的白皮肤能吃出来吗

许多人认为准妈妈多吃水果，以后宝宝的皮肤也会白白的，比如多吃苹果。其实这是一个错误的观点。很多准爸妈都希望能生出个皮肤白皙的宝宝来，但水果并不能让皮肤变白，只能作为准妈妈补充营养的"好帮手"。

这些疾病会遗传，但也可预防

没有比孕育一个健康宝宝更幸福的事了，如果准妈妈和准爸爸存在这些疾病，在向医生咨询的同时，也要做好预防工作。

遗传性疾病与预防方法

疾病名称	遗传性	预防措施
癌症	有研究显示，癌症尤其是乳腺癌、胃癌和肺癌遗传概率要比自然患病概率高	坚持每年进行癌症筛查；养成良好的生活习惯；注意加强体育锻炼
心脑血管疾病	如果父母双方有一方患有高脂血症、高血压、心脏病等心脑血管疾病，孩子长大后患病的概率大约是50%。如果父母双方都患有心脑血管疾病，那么孩子长大后有约75%的概率会患同样的疾病	养成良好的饮食生活习惯；坚持锻炼身体；最好戒烟；35岁后要经常检测血压和检查胆固醇含量
过敏	如果父母中有一方是过敏性体质，孩子将来是过敏性体质的概率为30%~50%，过敏性哮喘的遗传率甚至高达80%	对鸡蛋过敏的孩子，父母可以在其6个月添加辅食的同时添加微量蛋黄，以提高孩子对过敏原的耐受性；如果是严重过敏性体质，则应尽量减少孩子接触过敏原的机会
肥胖	肥胖者的体重遗传因素占25%~40%	科学合理饮食；增加体育锻炼
近视	高度近视有很高的遗传性，父母在儿童期就近视的，孩子出现近视的概率要比父母不近视的孩子高约6倍	从孩子1岁起，父母每年坚持带孩子进行视力检查，并监督孩子保护眼睛
骨质疏松	若妈妈患有骨质疏松疾病，孩子患骨质疏松的概率会提高	戒烟戒酒；提高钙和维生素D的摄入；加强体育锻炼
糖尿病	如果父母中有一方患有糖尿病，孩子患糖尿病的概率将比其他孩子高约2倍	控制饮食；多做运动；35岁后每隔3年做1次糖尿病常规检查
湿疹	父母中一方患有湿疹，孩子患湿疹的概率将提高10%~20%	保持皮肤清洁；贴身衣物选择棉质的；避免食用致敏或刺激性食物
嗜酒	嗜酒具有家族性特征，父母中一方嗜酒，孩子嗜酒的概率将大大提高	父母改变自身习惯，给孩子树立良好榜样

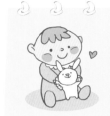

排查可能影响受孕的问题

在正常备孕1年后如果仍没有怀孕迹象，夫妻双方可以自查或者去医院检查不孕的原因，用科学理性的方法进行干预，争取早日怀上宝宝。

超过1年没怀上，可能是这些问题

年轻夫妻有正常、规律的性生活，通常在1年内就能够怀上宝宝，如果没有成功，可能就需要排查是不是有以下问题。

● 输卵管不通畅

输卵管不仅负责运送精子，还担任着抓取卵子，并把受精卵运送到子宫腔内的任务。如果输卵管功能障碍或管腔不通，可能会使女性不孕。导致输卵管不通的原因主要包括输卵管狭窄、输卵管堵塞、输卵管炎、子宫内膜异位症等。目前，通过输卵管造影能够明确诊断是否存在输卵管不通的问题，同时可以借助手术进行输卵管整形，或辅助生殖技术助孕。

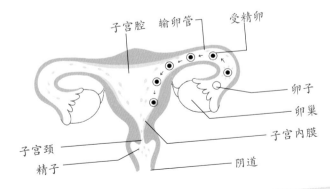

卵巢功能异常

如果卵巢功能异常，则会导致排卵不规律、稀发排卵，甚至不排卵，以致怀孕困难。以月经周期来说，其长短因人而异，21~36天不等，只要规律，基本上就没有什么大问题。但如果备孕女性的月经有时3个月或更长时间来1次，有时1个月来2次，就需要去医院做全面检查，排查是不是存在多囊卵巢综合征或先天性卵巢发育异常等情况。

存在先天发育问题或潜在遗传缺陷

夫妻双方如果存在先天发育问题或遗传缺陷，尽早适当干预，还是有可能怀上宝宝的。先天问题主要包括：备孕女性染色体异常、生殖器官先天发育异常、卵巢早衰、雌激素水平低、卵巢缩小等。如果存在这些情况，应先做遗传咨询，检测相关基因，尽早开始治疗。

精液异常

怀孕是两个人的事情。独有卵子"守空闺"是成就不了孕事的。而社会压力大、工作紧张、生活不规律等诸多因素，都有可能造成男性弱精、少精、精子畸形率高等情况。所以，如果出现不孕的情况，除了女方检查，男方精液检查也是必不可少的。大多数精液异常问题可以通过生活调理和使用药物恢复。

心理紧张

第一次备孕的年轻夫妻试孕时普遍有些紧张。排卵会受到大脑神经的影响，如果过于紧张，给大脑带来负荷，反而容易影响排卵和受孕。长此以往，甚至连性生活都因充满目的性而给夫妻双方带来心理负担。因此，在备孕时放松心情，在一个月经周期内正常同房，大部分夫妻都能自然怀上。

有这些情况，最好不要马上怀孕

就像种子要精心培育一样，孕育新生命也要耐心等待。夫妻双方不要因为急着要宝宝，就无视身体状况和环境因素的影响，否则不仅影响心情，使孕育宝宝的计划延迟，还可能会影响自身健康。

人工流产、宫外孕

人工流产会使女性的子宫内膜受到一定程度的损伤，要恢复正常，一般需要3个月左右。

对于经历宫外孕保守治疗的女性，如果月经刚刚恢复来潮就开始备孕甚至怀孕是很危险的。数据显示，一次宫外孕后，重复宫外孕的概率为15%~30%；两次宫外孕后，再次宫外孕的概率上升至32%。因此，对于这类女性，建议备孕前复查B超，帮助监测排卵，降低再次发生宫外孕的可能。

对于宫外孕根治性手术治疗（切除患侧输卵管）的女性，待术后身体恢复，月经恢复正常，才可以备孕。

曾用宫内节育器

使用宫内节育器避孕的女性，在取出宫内节育器后，最好不要立即备孕。宫内节育器是通过机械、化学或生物等途径进行避孕的手段。虽然它不影响女性的卵巢功能，但很可能导致异位妊娠，或造成女性生殖系统感染等其他情况。如果已经因为生殖系统感染、不规则出血或者异位妊娠等情况取出节育器的女性，最好经过治疗，待月经恢复正常后再备孕。

服用长效避孕药

短效避孕药药效短，女性停服后次月就可以受孕。但如果是服用长效避孕药，或是打了避孕针的女性，最好停药后6个月再怀孕。由于长效避孕药改变了卵巢功能和子宫环境，停药之后的前几个月，卵巢的分泌功能还没有完全恢复，子宫内膜也相对薄弱，不能给受精卵提供良好的孕床。因此，备孕女性要等身体代谢完残留的药物再怀孕。如果在停服长效避孕药1~6个月内怀孕，最好去医院就诊，咨询医生意见。

过胖或过瘦都不易受孕

女性如果过瘦就容易营养不良，受精卵很难在子宫中"安家"；如果过胖，除卵子数量会减少外，卵子的发育也会更加缓慢。女性要想成功怀孕，偏瘦者应注意加强营养，偏胖者则要注意控制体重。

偏胖的女性控制主食

偏胖女性可以减少每日碳水化合物的摄入，将米饭和面食的摄入量保持在250~300克。动物性食物可以选择脂肪含量相对较低的鸡肉、牛肉、鱼肉、虾、蛋、奶等，脂肪含量相对较高的猪肉、肥牛、肥羊、鸡翅等尽量少吃或不吃。可适当吃豆制品，少吃油炸食物和坚果类食物，多吃蔬菜和低糖的水果。除饮食外，偏胖女性也可以通过运动减肥，像步行、慢跑等有氧运动都是很好的锻炼方式。

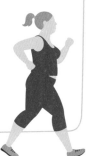

偏瘦的女性增加蛋白质

偏瘦女性平时要多吃些富含蛋白质的食物，如鱼、虾、瘦肉、蛋类和豆制品等，脂肪含量偏高的肉类也可以适量摄入一些。可通过摄入适量的坚果和植物油补充能量，但也不要因过度滋补导致肥胖。除饮食外，在身体允许的条件下，可以进行一些无氧运动，比如借助哑铃、杠铃等训练器材的运动。

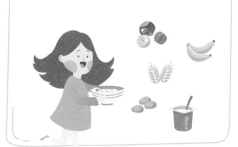

热点问题

节食减肥对备孕有影响吗

稍胖一点的女性在备孕期控制体重没错，但没必要节食。备孕女性需保证充足的营养，节食减肥只会打破营养均衡的状态，使身体激素分泌紊乱，尤其是促性腺激素紊乱。过度节食容易导致消瘦、精神不振，还会损伤卵巢，对女性的正常排卵和生育都会产生影响。

激素紊乱，可能把备孕变避孕

性激素对于备孕女性来说尤其重要，只有体内激素处于规律变化中，卵巢才能正常排卵。女性性激素主要包括雌激素和孕激素，两者协同作用，共同为妊娠准备条件，但如果性激素不调，可能会导致月经失调，排卵异常，进而影响受孕。备孕女性平时应保证规律健康的饮食习惯以及和谐的性生活，适当多吃些富含植物雌激素的食物，如黄豆、黑豆等，有助于稳定月经周期，帮助规律排卵。

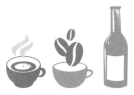

女性备孕期间，如果长期饮用酒、浓茶、高糖饮料等，很容易导致内分泌紊乱，继发月经不调，从而降低受孕率。

多囊卵巢综合征会影响正常排卵

多囊卵巢综合征是排卵障碍中常见的病症，会增加女性体内雄激素分泌，从而影响正常排卵和受孕，严重的还会增加子宫内膜癌的发病率。患有多囊卵巢综合征的女性要注意多休息和保暖，清淡饮食，多吃新鲜的瓜果蔬菜，不要熬夜，戒烟戒酒。要进行适当的体育锻炼，并保持积极乐观的心态，这会大大增加受孕的概率。对于肥胖体型者，当务之急就是先减肥。

剧烈运动也可能影响怀孕

国外有研究发现，对正常体质指数的女性来说，过度剧烈运动可能导致女性生育能力下降，这可能和剧烈运动会影响黄体酮的分泌、雌激素的代谢有关。男性如果每周剧烈运动超过5小时，相比不剧烈运动的男性，其精子密度更低、活动精子总量更少。运动的好处是很多的，但凡事都要适度，备孕男女每周运动的时间最好不超过5小时，以慢跑、游泳等中等强度的运动为宜。

甲亢或甲减，先治疗再备孕

甲状腺功能亢进症和甲状腺功能减退是甲状腺最常见的两种功能异常。女性不管是患了甲亢还是甲减，建议先治疗，再考虑怀孕。甲亢患者多吃不长体重，多表现为消瘦、心悸、手抖，有些还会出现月经紊乱等情况，孕期更容易合并妊娠期高血压、心脏衰竭、胎儿发育迟缓、胎儿畸形等情况；甲减患者时常感到疲倦、乏力，少吃却肥胖，怀孕后流产的概率增加。因此，得了甲亢和甲减的女性需要格外注意，先稳定甲状腺功能后再开始备孕。

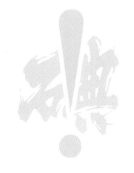

● 甲亢患者少吃碘

轻中度甲亢患者可以根据医生建议，调小药物剂量或者换掉致畸药物，等甲状腺功能稳定了再备孕。严重甲亢患者常有多种并发症，一定要先治疗好再备孕，平时应少吃含碘食物，如海带、紫菜、海鱼等。

● 甲减患者药别停

甲减患者在备孕期间应该坚持用药。不用担心吃药会影响怀孕，如果贸然停药，反而会导致患者缺乏甲状腺激素，不利于怀孕。除了用药，在饮食上，患甲减的备孕女性如果是因缺碘引起的甲减，可以多吃富含碘的食物；如果是桥本甲状腺炎引起的甲状腺功能衰退，则需要减少碘的摄入。

对于碘的需求，甲亢和甲减患者是相反的，但是桥本甲状腺炎是一个例外。准妈妈一定要注意区分，明确自己对碘的需求量。

子宫内膜异位症，恢复后备孕

正常的子宫内膜应长在子宫腔内，但是对于患子宫内膜异位症的女性，子宫内膜可能会出现在卵巢、输卵管、子宫肌层、腹腔、胸腔等其他位置。异位的子宫内膜在进入器官后继续增生、脱落、出血，形成囊肿，常会带来痛经、月经异常和不孕等症状。

最常见的子宫内膜异位部位为卵巢。卵巢子宫内膜异位囊肿（俗称"巧囊"）主要通过腹腔镜手术加药物治疗。如果要备孕，患者在术后可暂不使用药物，待术后恢复良好再备孕。

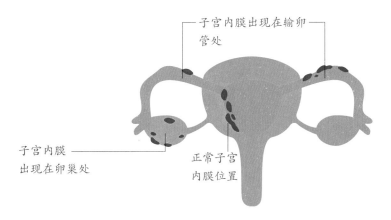

子宫内膜出现在输卵管处

子宫内膜出现在卵巢处

正常子宫内膜位置

子宫内膜异位症，简单来说，就是子宫内膜长错了位置。子宫内膜异位症危险因素包括：低体重、饮酒、吸烟、初潮过早等。

阴道炎症最好在孕前治好

阴道炎是女性常见病，易感染的微生物有念珠菌、细菌或者滴虫，症状各不一样。阴道炎会导致阴道分泌物增多，阻碍精子在阴道内游动，从而影响受孕。而且，真菌性阴道炎在女性怀孕后可能会加重。如果产妇患有阴道炎，顺产的宝宝可能会出现鹅口疮和红臀。因此，为了自身和胎宝宝的健康，有阴道炎的女性还是在治愈后再怀孕比较好。

习惯性流产，首先要查明原因

流产是很多备孕女性以及准妈妈的"头号敌人"，如果连续流产2次以上（不包括生化妊娠，即精卵结合但是尚未在子宫着床，就自然流产的现象），就要注意是否是习惯性流产了。

如果有机会，建议留取流产组织（绒毛）进行染色体检查。如果胚胎染色体异常，有两种可能：一种是胚胎染色体突变，只是偶然事件；另一种是父母染色体存在问题，需要夫妻双方进行染色体检查。

习惯性流产的原因有很多，例如遗传因素、内分泌因素、免疫功能异常、环境因素等。经历习惯性流产的夫妻在备孕前需要专门去咨询医生，做详细的检查。

试管婴儿会是健康宝宝吗

对很多不愿意尝试试管婴儿的不孕夫妻来说，最大的心理障碍便是，这种受孕方法会不会对婴儿的健康造成影响。

全世界目前有超过800万试管婴儿出生，我国每年试管婴儿数量近30万例次。中国大陆第一例试管婴儿已诞下了自己健康的下一代。一项历经13年、追踪5000例试管婴儿的研究表明，通过辅助生殖技术出生的孩子，与正常出生的孩子差异不大。现在可以进行试管婴儿手术的医院，一般都是从夫妻双方分别取精子和卵子，做手术的前提是需要双方提供结婚证，有生育指标。如果男方患有无精症，可以从精子库调用；女性无排卵，则可以从卵子库调用。

如今，试管婴儿的成功率已经达到50%。在我国，针对试管婴儿的补贴也渐渐推行。很多地方已经将与试管婴儿和人工授精等辅助生殖相关的医疗方式，纳入生育保险支付范围内。

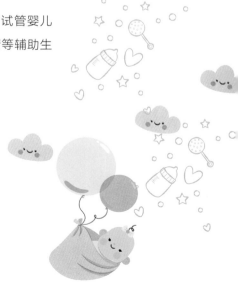

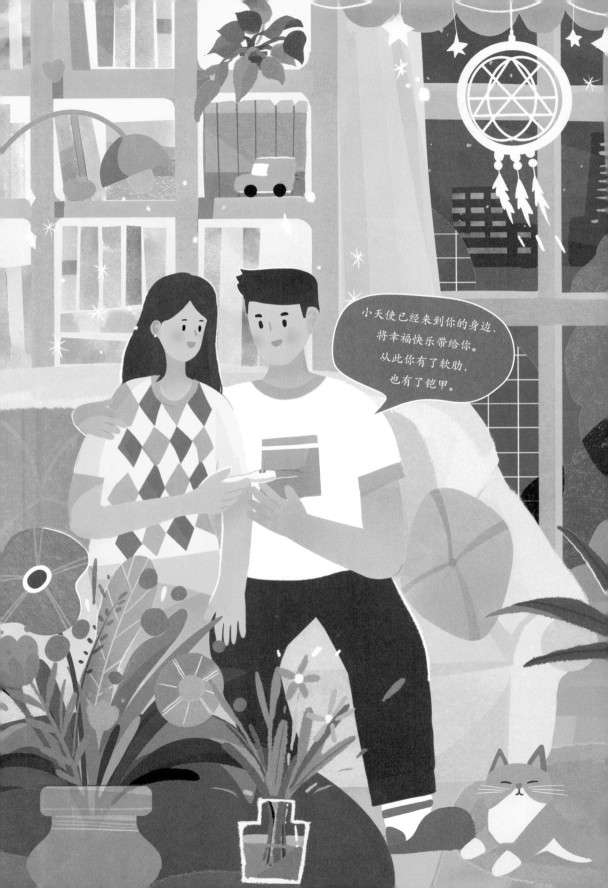

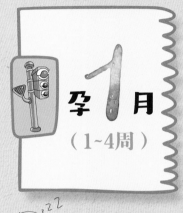

孕**1**月
（1~4周）

孕1月既是备孕的目标月，
也是怀孕开始的第1个月。
不知不觉中，
一个小生命已经
在准妈妈温暖的子宫内安家了，
孕育之旅就此起航。

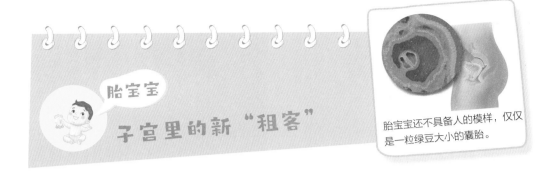

胎宝宝

子宫里的新"租客"

胎宝宝还不具备人的模样，仅仅是一粒绿豆大小的囊胎。

完整的怀孕周期为40周、280天。到第2周末（从末次月经第一天开始计算时间），发育成熟的卵子从卵泡中破体而出，同时有一个精子"脱颖而出"，与卵子相遇并结合，形成受精卵。接下来受精卵开始不断地细胞分裂，同时依靠输卵管"游进"子宫腔，与子宫内膜接触，并埋在这里，形成胚胎，这就是"着床"。

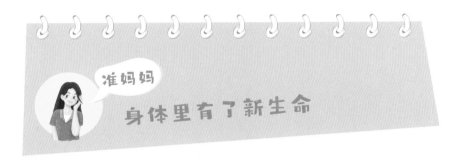

准妈妈

身体里有了新生命

身体：乳房敏感，容易疲倦

受精卵于受精后第2周着床，而早孕反应则要到怀孕30天以后才会出现。到了孕1月末期，有些准妈妈会出现疲倦、低烧等类似感冒的症状，这时候先想一想自己的月经是否推迟，也可以用验孕棒检测。确认怀孕后没过多久，准妈妈可能会感到乳房有点发硬，乳头颜色也有所加深，这是因为卵巢已经开始分泌促使乳腺发育的激素。

情绪：兴奋又焦虑

从"父母的孩子"变成"孩子的父母"，新手准爸妈在惊喜之余，可能会有些不知所措，焦虑、紧张、兴奋等情绪也随之而来，这都是正常的。别忘了一起制订好完备的孕期计划，为接下来的养育之路开个好头。

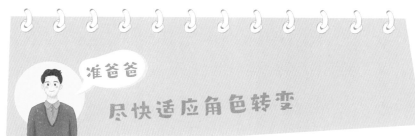

从精子和卵子结合的那一刻起，准爸爸就成了一个小生命的父亲，不仅要承担照顾准妈妈的责任，更要肩负起作为父亲的责任。

积极制订孕期计划

- 提前了解和确定产检医院，提前熟悉到医院就诊、检查和治疗的流程；
- 牢记准妈妈的产检时间，做好请假陪同的准备；
- 培养有规律的作息时间，让准妈妈能够在舒适的环境中待产。

准爸爸可以在家里墙上贴一张怀孕日期计划表，用来提醒自己和准妈妈。

尝试计算预产期

对于更擅长数理知识的准爸爸来说，帮助妻子算出预产期，会给自己加分不少哦。

● 末次月经计算法

准妈妈的孕期从末次月经的第一天开始算起，共280天。这个日期取决于准妈妈月经周期是否符合28天一个周期的规律。正常情况下，胎宝宝会在预产期前后一周内出生。

- 预产期月份：
  末次月经月份减3（或加9）

- 预产期日期：
  末次月经日期加7（如果计算出日期大于30，则需减30，月份相应加1）

● 超声波检测法

如果准妈妈月经不规律或末次月经时间不确定，准爸爸则可以根据B超、胎芽长短或顶臀径（孕早期测量）来推算孕周与预产期。

提前了解产检知识

怀孕第1个月，很多准妈妈可能还没察觉，但要注意的是，孕早期是胎宝宝重要组织、器官的分化期，对外界的不良刺激最为敏感，同样也是胎宝宝畸形的高发期，所以孕早期的检查尤为重要。

严格来说，准妈妈怀孕最初两个月的检查还不能叫作产检，应该叫早期孕检。不管准妈妈是通过验孕棒得知自己怀孕，还是没法确定自己是否怀孕，都建议去医院做一个早期孕检。这些检查有助于确认怀孕，也利于及时发现妊娠期并发症，早检测，早治疗，早安心。

孕1月产检项目清单

- ☐ 确认是否真的怀孕
- ☐ 过去用药的历史及产科就诊的一般记录、个人家族疾病史
- ☐ 血常规：检查血红蛋白、甲状腺功能、血型、空腹血糖、乙肝、梅毒、艾滋病等
- ☐ 尿常规：检查尿蛋白、有无感染等
- ☐ 阴道疾病检查
- ☐ 慢性病和遗传性疾病的相关检查
- ☐ 营养摄取及日常生活注意事项咨询
- ☐ 可与医生讨论孕后心情的变化和准妈妈关心的问题

（以上检查项目可作为产检参考）

确认怀孕的方法——测hCG

hCG就是人绒毛膜促性腺激素。受精卵形成胚胎后，胎盘滋养层细胞将会产生大量的hCG。它的主要功能是刺激黄体，以便雌激素和黄体酮持续分泌，以维持妊娠，一般在受精后10日可从母体血清中测出。早期hCG呈隔日翻倍增长，受精卵着床后的10周，血清hCG浓度将达到高峰，持续约10日后迅速下降。早期判断是否怀孕，最常用的方式就是检测尿液或血清中的hCG水平，使用验孕棒、早孕试纸、验血等方法都可以检测。

不是所有人都需要验血测hCG

有些女性孕早期hCG水平比较低，用试纸测出线条颜色比较浅，无法判断是否怀孕，这种情况下可以去医院抽血查hCG。已经能够通过试纸明确怀孕的准妈妈就没必要抽血检测了。对于有过流产史、宫外孕史、受孕困难、有先兆流产迹象或可疑宫外孕者，可以通过监测血清hCG增长和翻倍情况来帮助判断胚胎是否发育正常。

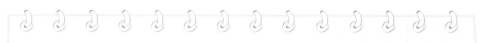

猴哥聊孕产

医生老说黄体酮，黄体酮到底是什么

黄体酮是和雌激素同样重要的女性激素，负责保护准妈妈的子宫内膜，为胎宝宝的早期生长发育提供强有力的营养保证。一般来说，准妈妈不需要额外做黄体酮检测，除非有以下特殊情况。

1.有既往自然流产史，且黄体酮持续减少。

2.患多囊卵巢综合征、卵泡发育异常、排卵障碍等疾病。

3.孕期有阴道出血症状，考虑先兆流产或疑似宫外孕。

如果已经确认怀孕，不用过度担心黄体酮水平的走向，遵照医嘱检查即可。准妈妈需要做的，就是用一个平和的心态等待宝宝的降临。

提前了解产检时间

第1次产检的最佳时间是在孕12周左右，第2次在孕16周左右。孕28周以前，平均每4周检查1次，孕28周以后每2周检查1次，孕36周后每周检查1次。总的来说，整个孕期产检次数以10~13次为佳，有特殊情况的准妈妈可能还要增加一些特殊的检查项目。

孕期产检时间与项目

产检次数	怀孕周数	检查项目
第1次	孕12周	血压、身高、体重、妇科检查、多普勒胎心、B超、颈部透明层（NT）早期排畸检查、乳房、心电图检查、血常规、肝功能、尿常规、阴道分泌物、液基薄层细胞（TCT）检查（选择性检查）
第2次	孕16~20周	血压、体重、血常规、B超、多普勒胎心、唐氏筛查、甲状腺功能筛查、口腔检查、羊膜腔穿刺检查（特殊情况）
第3次	孕21~24周	血压、体重、宫高、腹围、多普勒胎心、B超大排畸
第4次	孕25~28周	血压、体重、宫高、腹围、多普勒胎心、血常规、尿常规、葡萄糖耐量试验（筛查妊娠期糖尿病）
第5次	孕29~30周	血压、体重、宫高、腹围、多普勒胎心、血常规、尿常规、彩超排畸
第6次	孕31~32周	血压、体重、宫高、腹围、多普勒胎心、血常规、尿常规、妊娠高血压综合征筛查
第7次	孕33~34周	血压、体重、宫高、腹围、多普勒胎心、血常规、尿常规、B超评估宝宝发育
第8次	孕35~36周	血压、体重、宫高、腹围、多普勒胎心、胎心监护、尿常规
第9次	孕37周	血压、体重、宫高、腹围、多普勒胎心、胎心监护、彩超、血常规、尿常规、骨盆检查
第10次	孕38周	血压、体重、宫高、腹围、多普勒胎心、胎心监护、尿常规
第11次	孕39周	血压、体重、宫高、腹围、多普勒胎心、胎心监护、尿常规、骨盆检查
第12次	孕40周	血压、体重、宫高、腹围、多普勒胎心、胎心监护、B超、凝血四项、血常规、尿常规

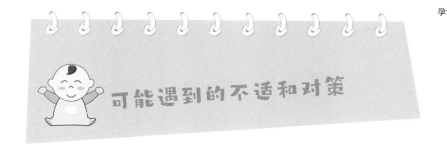

可能遇到的不适和对策

孕1月，由于大多数准妈妈还没有怀孕的意识，但受精卵分裂却在迅速而隐秘地进行，受精卵着床还不稳固，往往最易出现危险。

先兆流产不一定会流产

准妈妈不要听到"流产"就慌了，忽略了"先兆"这两个字。先兆流产一般表现为阴道少量出血，并伴有轻微下腹痛和腰酸。如果监测B超和hCG与孕周相符，准妈妈可以通过休息、卧床、口服黄体酮或地屈孕酮来保胎治疗。配合医生还是很有可能保胎成功的，并不一定会流产。

需要保胎的情况

孕2月以前，准妈妈如果做B超发现空有胎囊而始终无胎芽，或有胎芽却始终无胎心，可能是胚胎发育异常，这种情况没有必要保胎。此外，如果是宫外孕，也不能盲目保胎。

什么情况下需要保胎呢？如果准妈妈出现先兆流产迹象、黄体酮水平偏低、存在既往流产史等问题，在医生的指导下，可以保胎。保胎期间建议准妈妈静养，但也不要绝对卧床。

胚胎停育，休养好再战

如果胚胎发育正常，一般会在孕6~7周长出胎芽和胎心。如果迟迟没有出现胎心，那就有可能是稽留流产，也称胎停育。如果确诊胚胎停育，准妈妈需要在医生的指导下进行流产，通过胚胎染色体检查是否存在染色体异常。建议准妈妈等月经复潮，在医生确认身体状况正常之后，再重新备孕。

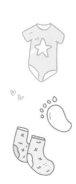

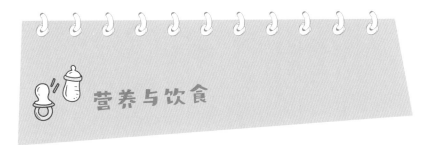

营养与饮食

如果准妈妈的身体状况一直很好，营养供给均衡，也没有过节食的经历，那么在孕1月的营养和饮食选择上，只要保证多样和充足就可以了。

孕1月体重管理

孕期到底增重多少合适？每个准妈妈怀孕前基础体重不同，怀孕后体重变化也各有差异。准妈妈可以先计算一下自己的身体质量指数（BMI），再制订孕期体重增长计划。

BMI普遍用于衡量人体胖瘦程度以及是否健康，计算公式如下：

$$BMI = 体重 \div 身高^2 （体重单位：千克；身高单位：米）$$

一般情况下，我国成年人的BMI指数在18.5~23.9之间属于正常体重，低于18.5属于低体重，高于或等于24表示超重或肥胖。

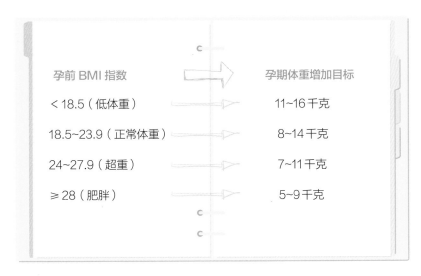

孕前 BMI 指数		孕期体重增加目标
< 18.5（低体重）		11~16 千克
18.5~23.9（正常体重）		8~14 千克
24~27.9（超重）		7~11 千克
≥ 28（肥胖）		5~9 千克

关键营养素

本月重点补充叶酸；蛋白质较孕前要补充更多；铁和维生素C搭配起来吃，可以有效预防贫血。

叶酸

叶酸是备孕和孕前期重要的营养素，不仅可以防止胎宝宝畸形，还能缓解准妈妈的早孕反应。叶酸可以通过菠菜、油菜、香菇、猕猴桃、圣女果等来补充。

建议每日摄取量：600微克。

蛋白质

准妈妈的身体变化、血液量的增加、每日活动的能量需求，以及胎宝宝的生长发育，都需要从食物中摄取大量蛋白质。可以适量食用鸡蛋、瘦肉、牛奶、豆浆等。

建议每日摄取量：55克。

铁

怀孕期间，准妈妈对铁的需求是孕前的2倍。牛奶中的磷、钙会影响铁的吸收。因此，准妈妈服用补铁剂时最好不要喝牛奶。推荐食用鸭血、动物肝脏、瘦肉等。药物补铁需遵医嘱。

建议每日摄取量：20毫克。

维生素C

如果准妈妈在孕期缺乏维生素C，不仅易出现孕期贫血，还会引发牙龈肿胀出血、牙齿松动，胎宝宝出生后出现先天性贫血及营养不良。可以适量吃猕猴桃、橙子、圣女果、大白菜、甜椒等。

建议每日摄取量：100毫克。

维生素B₆

维生素B_6易通过胎盘集中于胎儿血中，其含量高于母血3倍。如果缺乏维生素B_6，准妈妈孕吐反应会更加严重。可以多吃谷物、花生、蔬菜、鸡蛋、鱼等。

建议每日摄取量：2.2毫克。

卵磷脂

卵磷脂能够促进胎宝宝大脑发育，也有利于提高准妈妈的记忆力、消除疲劳、延缓衰老。日常生活中可以适量吃蛋黄、豆浆、豆腐、鱼头等食物。

豆类食品，胎宝宝健脑首选

豆类食品不仅富含优质蛋白质，还含有人体必需的氨基酸。此外，豆类食品富含卵磷脂，不含胆固醇，是不折不扣的健脑食品，有助于胎宝宝的发育。

吃天然的酸味食物

不少准妈妈在刚怀孕的时候就好一口酸。酸味食品可以开胃，有利于食物的消化与吸收，但要注意适量。建议准妈妈吃天然的酸味食物，如蓝莓、樱桃、橘子等。少吃酸味的加工食品，如话梅、盐津桃肉等，多吃容易引发孕期高血压。

每天一杯牛奶

牛奶中富含优质蛋白质和钙，是准妈妈和胎宝宝的营养好帮手。每100克牛奶中就含有约100毫克钙，并且容易被人体吸收，磷、钾、镁等多种矿物质和氨基酸的比例也十分合理。在孕早期，准妈妈每天喝一杯牛奶（约250毫升）就能保证钙等矿物质的摄入。乳糖不耐受的准妈妈可以喝无乳糖牛奶或酸奶。

孕妇奶粉有必要喝吗

孕妇奶粉有补充叶酸、缓解准妈妈早孕不适、促进胎宝宝大脑发育等诸多好处，但体重超标的准妈妈最好不要喝，否则可能造成胎宝宝营养过剩，出现巨大儿。

有这些情况的准妈妈可以在医生的指导下喝孕妇奶粉：孕早期反应严重，体重增长慢；出现贫血和缺钙；孕中期胎宝宝体重偏轻等。当然，饮食均衡、体重等各项指标都正常的准妈妈也可以适量喝，每天1~2杯（250~500毫升）即可。

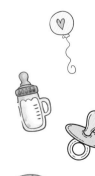

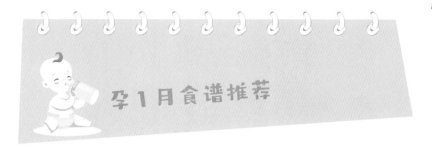
孕1月食谱推荐

补叶酸除了叶酸片，准妈妈还可以通过在饭菜中加入富含叶酸的食材来增加摄入，如菠菜、小白菜、桃子、核桃、猪肝等。

补叶酸营养餐

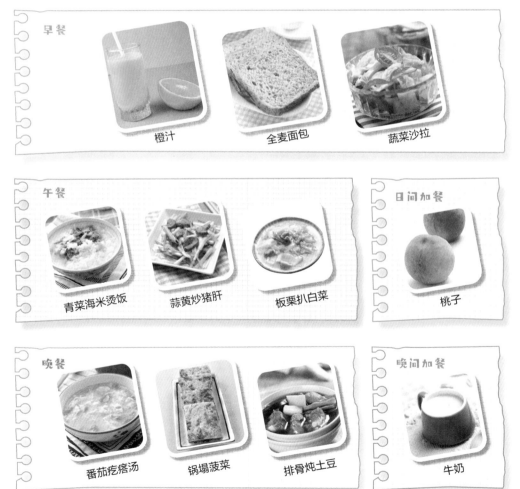

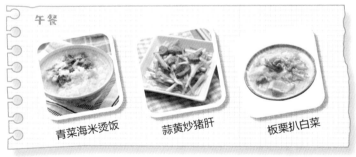

早餐

橙汁　　全麦面包　　蔬菜沙拉

午餐

青菜海米烫饭　　蒜黄炒猪肝　　板栗扒白菜

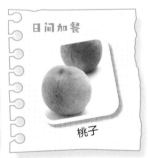

日间加餐

桃子

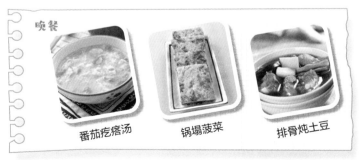

晚餐

番茄疙瘩汤　　锅塌菠菜　　排骨炖土豆

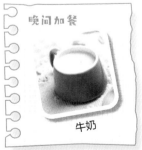

晚间加餐

牛奶

关注生活细节

准爸妈在刚刚得知怀孕消息的时候，可能既惊喜又紧张，手忙脚乱中，往往容易忽略掉一些重要的生活细节。

验孕棒该怎么用

当女性出现月经推迟、恶心、乳房胀痛等可能为怀孕的症状时，先别急着去医院，可以自行去药店购买验孕棒，在家检测自己有没有受孕。

● 结果解释

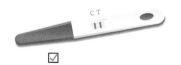

☑

阳性（＋）：2条紫红色条带出现。一条位于测试区（T），另一条位于质控区（C）。表明已怀孕。

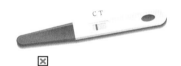

☒

阴性（－）：仅质控区（C）出现一条紫红色条带，在测试区（T）内无紫红色条带出现，表明未怀孕。如果均未出现紫红色条带，表明操作过程可能不正确。

● 使用验孕棒注意事项

尿液标本现采现试，最好是取清晨第1次尿液的中段，准确度更高。测试前夜尽量减少饮水，避免饮水稀释激素水平，出现假阴性。一些疾病和药物可能造成假阳性结果，使用前一定要仔细阅读说明书。

护肤要温和，化妆须谨慎

由于怀孕后体内激素变化，准妈妈会感到脸上皮肤毛孔粗大，出油变多，可选用孕妇专用的洗面奶和面霜进行面部清洁和保湿。

一旦怀孕，建议最好不要化妆，因为大部分化妆品含有铅、汞等重金属成分，不利于胎宝宝发育。如果准妈妈必须要化妆，可以选择成分温和的化妆品，购买时要了解清楚化学成分，排除风险。

- 口红：偶尔涂一涂可以，但长期使用可能会影响到胎宝宝发育。

- 美甲：能不做尽量不做。如果涂指甲油，一定要戴上口罩，避免吸入有害物质。

- 防晒霜：孕期可以使用，选用成分安全的正规产品即可。如果担心化学防晒霜有副作用，可以考虑使用物理防晒霜。

- 彩妆产品：谨慎选用正规产品，同时要注意查看成分，挑选不含酒精、激素、重金属以及化学香精等成分的产品，尤其是避免使用含汞的产品。

- 祛痘、美白、医美产品：这类产品中大多成分复杂，孕期禁用。

染发、烫发不推荐

染发剂、烫发剂的成分都比较复杂，气味也很重，即使是宣称纯植物、无危害的烫染药剂，也仍然无法确定其绝对安全。人体皮肤接触到这些药剂还有可能会过敏。因此，医生是不推荐准妈妈在孕期烫发、染发的。如果实在有需要，准妈妈也要避开孕早期，不要让药剂接触皮肤，同时应该戴好口罩。准妈妈可以使用卷发棒做临时造型，更安全便捷。

三手烟也要规避

准爸妈都知道备孕期就应该戒烟戒酒，以免一手烟和二手烟伤害胎宝宝，却往往忽视了三手烟。三手烟指的是吸烟者抽烟后留在衣服、墙壁、地毯、家具甚至头发和皮肤等表面的烟草残留物，烟味数天甚至数月都不会消散。宝宝出生后，喜欢吸吮手指、玩具，还喜欢在室内地板上爬行，这些习惯会让他们接触到更多的三手烟，危害很大。

孕1月运动：散步

此时，胚胎着床还不稳固，准妈妈不能做剧烈运动，因此要避免频繁或大幅度牵拉的动作。

● 出去走走心情好

散步可帮助消化、促进血液循环、增强心肺功能，非常适合刚怀孕的准妈妈。散步时间控制在30分钟左右比较好，要时刻注意身体有没有不适，体温是否过高，还要避免在炎热和闷热的天气状况下散步。散步时穿适度宽松的衣鞋，散步回来要记得补水。

● 这些运动不要做

一些需要大力跳跃、震动性很大的运动，如跳绳、踢毽子等；快速移动或者突然改变方向的运动，如快跑、网球、羽毛球、乒乓球等；所有竞技运动，如骑马、跆拳道等；压迫腹部的运动，如仰卧起坐、上抬压腿等。整个孕期中，准妈妈都不要做这些运动。

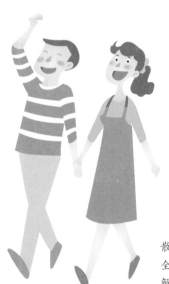

散步时有准爸爸陪同，既能保证安全，家人之间的沟通交流也能够缓解准妈妈孕早期烦闷的心情。

做胎教更聪明

每个家庭的情况不一样，胎教的具体方式也不同，准爸爸只要按照合适的方法进行胎教即可。

制订实用的胎教计划

下面是斯瑟蒂克夫妇（一对普通的夫妻，用胎教培养了4个优秀儿童）制订的胎教计划表，给各位准爸妈一个参考。

斯瑟蒂克胎教计划表

胎教方法	胎教内容	胎教时间
语言胎教	向胎宝宝问好	早上起床后、晚上睡觉前
	给胎宝宝读胎教故事、童谣，或者自己创作的儿歌等	清晨、工作间隙、晚饭后、睡觉前
	读一些书或者小文章	休息时，或者当准妈妈想要换换思路、平静心情时
	和胎宝宝聊天，包括所听、所看、所想的事物	随时随地
运动胎教	散步、瑜伽等	清晨、工作间隙、晚饭后
音乐胎教	听胎教音乐，哼唱喜欢、熟悉的歌曲	清晨、工作间隙、晚饭后、睡觉前
美学胎教	进行名画欣赏，看一些富有创意的儿童画	清晨、工作间隙、晚饭后、睡觉前
知识胎教	讲自然、社会、科学等百科知识以及自己的见闻、兴趣、工作等	清晨、晚饭后、周末等空闲时间
	进行数字加减法以及图形、颜色、英文字母的学习	
逻辑胎教	做一些数独、推理题	清晨、晚饭后、周末等空闲时间

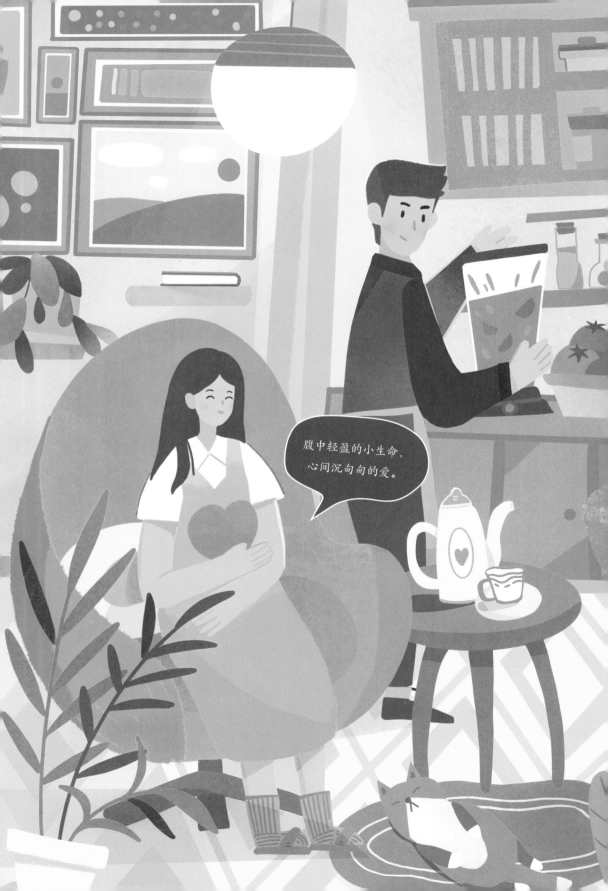

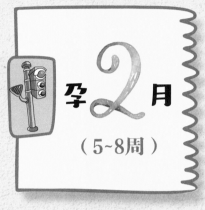

孕 **2** 月

（5~8周）

胎宝宝在你的子宫里

"安营扎寨"已有些时日，

这一阶段，

令人烦扰的早孕反应接踵而至。

要知道，

每一位母亲的孕育过程，

都可能经历了种种波折与辛苦，

而准爸爸的呵护与关怀，

是最好的"安慰剂"。

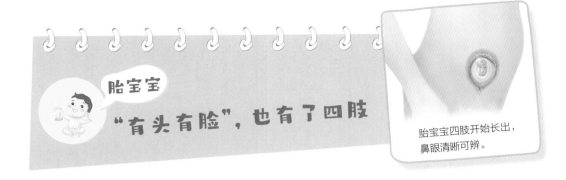

胎宝宝 "有头有脸"，也有了四肢

胎宝宝四肢开始长出，鼻眼清晰可辨。

现在，子宫内的小胚胎就像苹果籽那么大，"小尾巴"开始消失，新生命的各部分正在紧张"筹备"中。这个月，胎宝宝的心脏开始长出心室，并且开始供血。五官发育越来越精细，这一时期也是胚胎腭部发育的关键期。

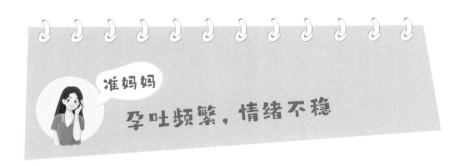

准妈妈 孕吐频繁，情绪不稳

身体：乳房胀痛，食欲受影响

这个月，准妈妈的子宫将变得像鹅蛋那么大，阴道分泌物会变多。在雌激素和孕激素的作用下，多数准妈妈会感到疲劳、烦闷、乳房胀痛、尿频等。这些早孕反应一般从孕4~8周开始，在第8~10周达到顶峰，到孕3、4月才能渐渐平息。因此，准妈妈的食欲和情绪会受到影响。

情绪：烦躁袭来，挡都挡不住

这一时期，准妈妈的脾气就像气球，"一碰就炸"，这不仅仅是因为孕期的压力增多，也源于体内持续走高的各项激素。准妈妈或许需要从情绪里跳出来，适当向家人倾诉，也可以规划一张新的作息表，试着培养新的兴趣爱好。准妈妈保持好的心态，不仅对胎宝宝有益处，还有助于保证自身健康，尽快摆脱孕期的不适反应。

准爸爸

承担起爸爸的责任

孕前期将会是准妈妈身心都较为艰难的日子，准爸爸要理解妻子的不容易，做她可靠的后盾。

应对孕吐，你需要为她做的事

目前尚不存在立竿见影的止吐方法。准妈妈孕吐时，准爸爸可以为她做些力所能及的事。

主动处理呕吐物

如果准妈妈一大早突然呕吐，要及时安抚妻子并帮助她做好清洁工作。

床头常备小零食

晨呕通常是由于准妈妈体内血糖较低，可以在床边柜子上常备水和饼干。

准备充分再出门

早晨通勤前，可以在准妈妈的包里多备些纸巾、塑料袋以及漱口用品；还可以放一只新鲜柠檬，帮助缓解准妈妈的恶心和不适。

学会做"止吐餐"

为准妈妈准备素食和清淡易消化的食物，比如准爸爸可以烹饪一些富含叶酸的美食给准妈妈吃。

理解和包容妻子的情绪变化

孕期是女性最敏感的时期，担心胎宝宝发育情况，苦于无法达到工作与孕育孩子之间的平衡，对能否成为一位合格的母亲感到迷茫等，都会让准妈妈烦躁。准爸爸不仅要在生活上照顾妻子，更要在精神上理解和开导她，多陪伴、聆听，尊重她的想法，表达你的爱意。等妻子渐渐适应了激素变化，这些烦躁的心绪就会如潮水般慢慢退去。

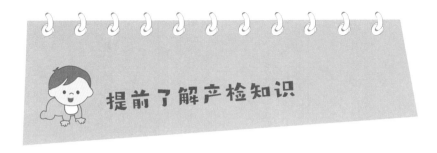

提前了解产检知识

　　孕2月，准妈妈可以通过B超检查排除宫外孕的风险，这一时期建议做甲状腺功能筛查，如果有甲减迹象，就要在饮食作息方面做出相应调整。

孕2月产检项目清单

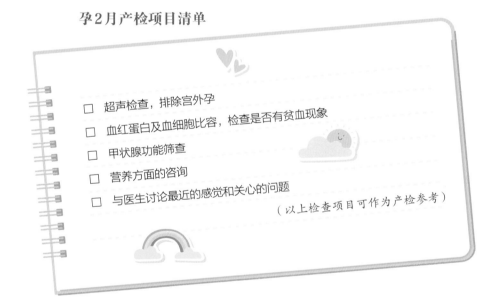

☐ 超声检查，排除宫外孕
☐ 血红蛋白及血细胞比容，检查是否有贫血现象
☐ 甲状腺功能筛查
☐ 营养方面的咨询
☐ 与医生讨论最近的感觉和关心的问题

（以上检查项目可作为产检参考）

B超确定胎囊位置，排除宫外孕

　　一般情况下，孕期只需做4或5次B超。孕11~14周第1次；孕18~24周第2次，进行畸形筛查；孕32~34周第3次，评估胎儿发育情况；孕38周和孕40周各1次，综合评估胎儿体重及生长情况。如果是高危孕产妇，或被怀疑有胎盘前置等妊娠不正常的情况，医生会建议增加1~2次检查。B超检测不仅用来排查胎宝宝发育中出现的问题，也能及时发现准妈妈的不良症状。

超声检查报告单示例

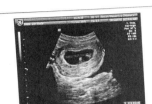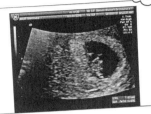

超声所见：子宫前位，7.0厘米×9.0厘米×5.8厘米大小，宫腔内可见胎囊，3.5厘米×5.7厘米×1.6厘米大小，孕囊内可见胎芽、芽长1.0厘米，可见卵黄囊及心管搏动，胎心率160次/分；胎囊左侧可见条带状暗区，范围约3.2厘米×0.5厘米。子宫肌层回声尚均匀。

双附件区：双附件区未见明显异常回声。

超声提示：宫内早孕 活胎
超声估计孕7周+1天
宫腔积液

胎囊

胎囊即孕囊，只在孕早期出现，是胚胎的最初形态，也是原始的胎盘组织，位于子宫的宫底、前壁、后壁、上部或中部。胎囊形态呈圆形或椭圆形、清晰的为正常，不规则形、模糊、位于子宫下部的为异常。孕6周时，胎囊的检出率为100%，直径约2厘米。

胎芽

孕2月以前的胚胎也称为胎芽，一般孕7周左右出现胎芽和胎心，此时如果有胎囊而没有胎芽，在排除末次月经记错、排卵期延后的情况下，有可能是胚胎出现了问题。这种情况下建议准爸妈要谨遵医嘱，没有必要盲目保胎。

胎宝宝形态清晰可见

怀孕第一个月，B超还看不清妊娠迹象。到了孕2月，胎宝宝已经初步具有人的雏形，分化出头和四肢，并进行了主要细胞的分化。

孕4~12周B超检查可见的正常情况

孕周	胎囊/胎芽长短	B超所见
4周	–	此时B超检查还看不出怀孕的迹象
5周	–	B超可见小胎囊
6周	0.5厘米	B超胎囊清晰可见，并见胎芽和胎心搏动
7周	1厘米	B超能清楚看见胎芽和胎心搏动，胎囊约占宫腔的1/3
8周	2厘米	B超可见胎囊约占宫腔的1/2，胎宝宝形态清晰可见，并可看见卵黄囊
9周	3厘米	B超可见胎囊几乎占满宫腔，胎宝宝轮廓更加清晰，胎盘开始出现
10周	4.5厘米	B超可见胎囊开始消失，形成月牙形胎盘，胎宝宝活跃在羊水中
11周	4.5~5厘米	B超可见胎囊完全消失，胎盘清晰可见
12周	7~9厘米	B超测双顶径，明显的畸形能诊断

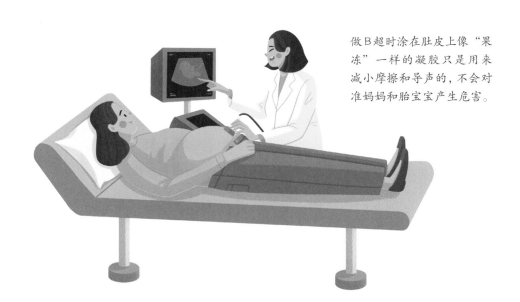

做B超时涂在肚皮上像"果冻"一样的凝胶只是用来减小摩擦和导声的，不会对准妈妈和胎宝宝产生危害。

尽早进行甲状腺功能筛查

这一时期，胎宝宝的甲状腺还没有发育完全，所需要的甲状腺激素都要从妈妈那里获取。如果此时准妈妈体内的甲状腺激素水平持续低下，会对胎宝宝的大脑皮质、听觉和智力都造成严重影响，宝宝出生后容易出现智力低下、注意力不集中以及阅读能力障碍等情况。不仅如此，胎宝宝的神经系统发育也离不开甲状腺激素，如果出现甲状腺激素缺乏，会导致胎儿神经发育异常，造成不可逆转的损伤。

如果孕妇是因为甲亢引起的甲状腺激素降低，则容易发生妊娠合并综合征，增加胎儿流产或者早产的概率。所以，最好在孕6~14周做完甲状腺功能筛查。

甲状腺功能检查报告单示例

分析项目		结果	参考范围	单位
促甲状腺素	TSH	1.210	0.270–4.200	uIU/ml
三碘甲状腺原氨酸	T3	1.260	0.850–2.020	ng/ml
甲状腺素	T4	13.140	5.130–14.060	ug/dl
游离三碘甲状腺原氨酸	FT3	2.560	2.020–4.430	pg/ml
游离甲状腺素	FT4	1.310	0.930–1.710	ng/dl

甲状腺功能筛查包括促甲状腺激素（TSH）、游离甲状腺素（FT3、FT4）以及三碘甲状腺原氨酸（T3）、甲状腺素（T4），部分医院还包括抗甲状腺抗体的检查。几项指标中，促甲状腺激素（TSH）掌管着甲状腺素的分泌量，因此最为重要。当TSH大于合理范围，医生会考虑甲减的可能。当然，这一数值并不绝对。

如果是之前就有甲状腺基础疾病的女性，只要遵照医嘱，将甲状腺激素水平控制在正常范围内，还是可以正常度过孕期的。

可能遇到的不适和对策

本月依然是胎宝宝还不稳定的时期，准妈妈如果出现阴道出血或腹部疼痛，最好不要掉以轻心。早孕反应还会持续一段时间，准妈妈可能会频繁孕吐，尿频尿急，睡眠质量下降，容易情绪低落，又烦躁易怒。请在注意自身和胎宝宝安全健康的同时，看顾好自己的心情，在准爸爸的陪伴下，顺利度过这一时期。

阴道出血，先观察再就医

准妈妈阴道出血，首先要观察出血的量、颜色和形态。如果出血量很少，血液呈咖啡色，没有血块，没有腹痛，就不用太担心。怀孕后，随着胎盘的生长会形成许多血管，有时候会有一些微血管破裂，从而导致阴道轻微出血，对于这种情况，准妈妈不必过度紧张。

如果阴道出血是鲜红色或暗红色，量多，有凝结血块，并且伴随疼痛、痉挛等情况，那么有可能是先兆流产、宫外孕、葡萄胎等情况，建议马上就医。

腹部疼痛，先判断程度

很多准妈妈这个时期会有类似来月经时的下腹坠痛感，这是由于在孕早期，体内性激素水平升高，盆腔充血，受精卵在着床时，会引起子宫收缩，从而引起疼痛感。轻微的疼痛感是正常现象，但如果腹痛剧烈，并伴随阴道出血或发热等现象，就要重视起来，最好就医排查，看看会不会是以下情况。

腹部疼痛可能的原因

病因	症状	原理	危害
宫外孕	停经、腹痛、阴道出血	受精卵在子宫以外的位置着床、生长发育	除了胚胎因发育位置不对而无法正常成长，还会引起母体的病变
急性阑尾炎	早期包括右下腹部压痛、恶心、呕吐、腹部紧绷等；随着怀孕周数增加，症状会越来越明显	受到子宫膨大的影响，盲肠会被向上推挤	建议早做手术，若待妊娠中晚期复发再行手术，既增加手术难度，对准妈妈和胎宝宝也有危险
葡萄胎	当葡萄胎增长迅速、子宫急速膨大，下腹可能胀痛	宫腔内没有正常胎儿影像。胎盘底部的毛绒基质微血管消失，导致毛绒基质积液，子宫内形成葡萄形的水泡	会引起母体病变和损害，有阴道大出血、流产、母体癌变、子宫异常增大等风险

注意区别感冒和早孕反应

怀孕后，由于激素出现变化，准妈妈的身体可能会出现疲劳、抵抗力下降等疑似感冒的症状，且怀孕后身体温度会有所升高，一般基础体温保持在36.8~37℃之间，也会让人产生轻微感冒的错觉。但如果伴随打喷嚏、流鼻涕、咳嗽、咳痰等，或体温上升至37.5℃以上，则有可能是感冒。

轻微感冒不需要用药

仅有鼻塞、轻微头痛的准妈妈一般不需用药，多饮用温开水，保持充分休息，一般很快会自愈。准妈妈平时要做好预防工作，如勤洗手，避免去人群密集的公共场所，出门尽量戴口罩，室内要经常开窗通风等。

孕吐频繁要注意这几点

孕吐是孕早期常见的生理反应。一般来说，孕吐在孕中期和孕晚期就会消失，但也有5%的准妈妈会持续孕吐到分娩。孕吐虽然普遍，但不注意的话还是有可能发生危险，准妈妈一定要注意以下几点。

● 妊娠剧吐需要及时就医

大约有1%的准妈妈会出现强烈的孕吐反应，如果孕吐已经发展成妊娠剧吐，那么最好及时就医，不要硬撑。

● 不可自行服用止吐药

有些准妈妈可能会自行服用止吐药物，这样宝宝出生后容易兴奋或哭闹不安。因此，一定要在医生的指导下合理使用相关药物。

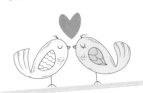

● 饮食调理缓解孕吐

如果孕吐频繁，准妈妈除了要避开空气闭塞的密闭场所、少闻异味，还可以在饮食上下功夫调理。

1. 少食多餐，保证合理饮食，饥饿也会引起呕吐。

2. 避免吃有刺激性味道的食物，如臭豆腐、螺蛳粉等。

3. 喝苏打水、柠檬水或花茶，可以有效缓解恶心感。

4. 不要过量摄入铁补充剂，铁元素补充过多也会刺激肠胃，从而引起孕吐。

尿频是正常现象

准妈妈尿频多半是正常生理现象，不用采取治疗措施，但考虑到也有泌尿系统感染的风险，准妈妈平时要多饮水，必要时就医，排查原因。

一般情况

怀孕早期，由于准妈妈体内激素水平发生变化，水分和血容量增加，肾脏功能也相应增强，加上子宫变大，一定程度上占据了原先膀胱的位置，引发了尿频。如果没有其他不适，一般无须治疗。虽然尿频会给准妈妈带来不便，但是不要因为尿频就少喝水，这样反而容易引起尿路感染。

泌尿系统感染

如果出现泌尿系统感染，准妈妈不仅会尿频、尿急，可能还会出现尿痛、发热等症状。如果有感染迹象，建议准妈妈先多饮水，增加排泄量。如果症状持续加重，立即就医，在医生的指导下使用抗感染药物，一定不能自己盲目用药。

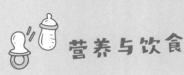

营养与饮食

　　孕2月往往是妊娠反应较为强烈的阶段，有的准妈妈还会出现体重不增反降的情况。准妈妈可以多吃开胃健脾、使自己心情愉悦的食物，如果反应过于强烈，可以少食多餐，缓解摄入食物的不适感。

孕2月体重管理

　　由于胎宝宝很小，准妈妈的体重还没有明显的变化。在孕早期，胎宝宝对营养素的需求量并不大，关键在饮食质量。如果此时就开始多吃，只会让准妈妈自己长肉，也不利于孕期的体重控制。

关键营养素

　　这个时期胎宝宝的主要器官开始全面形成，准妈妈的营养摄入要能够满足胎宝宝的生长发育需求，以及自身的营养需求。

碳水化合物

碳水化合物可供给热量，而葡萄糖是胎宝宝能量的主要来源。推荐食物有谷物、薯类、水果等。

建议每日摄取热量：1800千卡（约7534千焦），其中碳水化合物占50%~65%

蛋白质

蛋白质分动物蛋白和植物蛋白两种，动物蛋白包括肉、鱼、蛋、奶等；植物蛋白主要是豆类及豆制品。大豆蛋白的营养与动物蛋白相仿，而且更易于消化。

建议每日摄取量：55克。

锌

孕2月，胎宝宝的大脑和神经系统快速发育，这个时候补锌就很重要。锌从日常的海产品、动物肝脏、肉类、鱼类、豆类中都可以得到补充。

建议每日摄取量：9.5毫克。

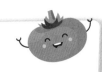

碘

碘是甲状腺素的组成成分。甲状腺素能促进蛋白质的生物合成，促进胎宝宝生长发育。只要不缺碘，准妈妈日常食补就可以，适当吃些海鱼、海带、紫菜等含碘丰富的食物。

建议每日摄取量：230 微克。

叶酸

本月是胎宝宝神经系统形成和发育的关键时期，每天适当补充叶酸，能够有效预防出生缺陷，以及胎宝宝和准妈妈贫血。准妈妈可以适当吃莴笋、菠菜、番茄、柑橘、草莓、樱桃、动物肝脏、鸡肉、牛肉等富含叶酸的食物。

建议每日摄取量：600 微克。

适量吃香菇，对妈妈宝宝都好

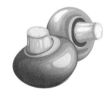

香菇是一种高蛋白、低脂肪的健康食物，它富含18种氨基酸，可显著提高免疫力。而且香菇有特殊的香味，很开胃，特别适合孕早期没有食欲的准妈妈食用。香菇中丰富的酶也能增强准妈妈的抵抗力，并促进胎宝宝的发育。

核桃补脑但不宜多吃

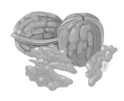

核桃含丰富的油脂及蛋白质、膳食纤维、β-胡萝卜素、维生素B_1、维生素B_2、烟酸、铁等营养元素，对胎宝宝的脑部、视网膜、皮肤和肾功能的健全发育都有十分重要的作用。不过，核桃虽然补脑，但因为富含油脂，准妈妈不要多吃，一般每天吃三四个。如果准妈妈偏胖，每天吃2个就可以了。

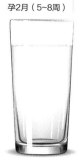

白开水是最好的饮料

　　早孕反应严重的准妈妈，容易因为呕吐导致体内的水电解质代谢失衡，因此一定要注意补充水分。即使在妊娠期患有轻度水肿，或者因为子宫增大出现尿频，也不要节制饮水。准妈妈每天饮水（包括其他液体食物）1.5升左右，最好不少于1.2升。建议准妈妈每天都要吃果蔬，饮食不能过咸，多吃易消化的米粥、汤类为宜。

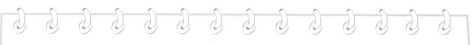

猴哥聊孕产

怀孕还能不能喝咖啡、可乐、奶茶

　　这三种饮料是可以喝的，只是要适量。例如，重度咖啡爱好者的准妈妈，在怀孕后可以每天一杯咖啡，但是最好不要加糖；准妈妈想喝点可乐也是可以的，控制在小半瓶就可以，但是不要天天喝；奶茶中含有大量的糖分和咖啡因，准妈妈偶尔喝一杯解解馋可以，记住少糖、小杯，奶茶不要和咖啡在同一天喝。比起忍耐着对美食的渴望而郁闷和不开心，准妈妈适当喝点饮料，让自己开心满足，更加重要。

怀有双胞胎，营养要补足

　　怀双胞胎的准妈妈一般每天需要摄入3300千卡（13813千焦）热量，除了摄入足够的蛋白质、钙、维生素，还要补充铁、叶酸，以免发生贫血。同时，镁和锌也不可缺少，镁能使肌肉放松，可以降低早产的概率，锌则可以帮双胞胎妈妈抵抗细菌和病毒的感染。

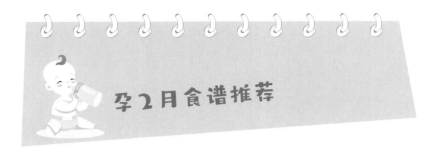

孕2月食谱推荐

本月早孕反应相对严重，胎宝宝身体的各个器官正在快速分化。准妈妈由于体内雌激素变化，胃肠蠕动减慢，会有不同程度的恶心、呕吐。本月的饮食推荐以补充能量、缓解孕吐为主，多选用健胃和中、降逆止呕的食物。

止吐营养餐

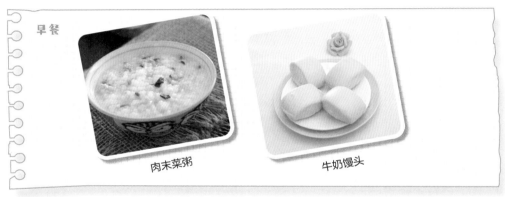

早餐

肉末菜粥

牛奶馒头

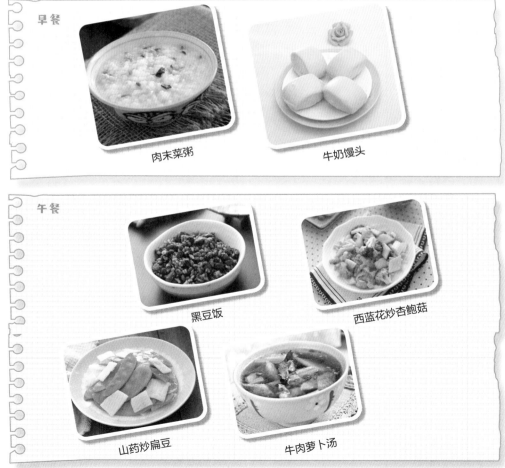

午餐

黑豆饭

西蓝花炒杏鲍菇

山药炒扁豆

牛肉萝卜汤

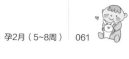

日间加餐

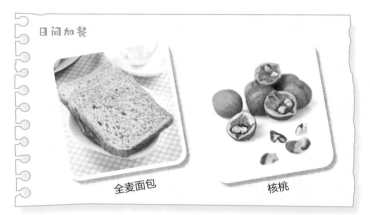

全麦面包　　　　　　核桃

晚餐

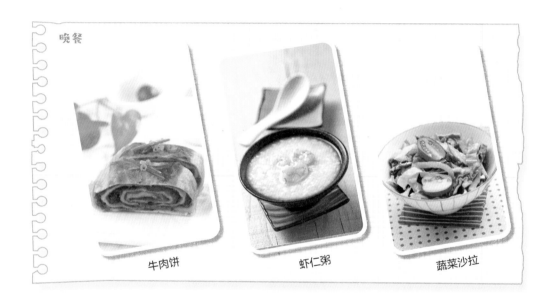

牛肉饼　　　　　　虾仁粥　　　　　　蔬菜沙拉

晚间加餐

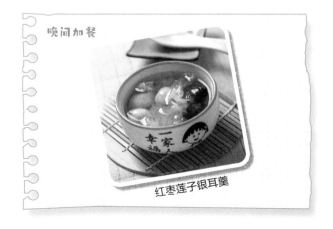

红枣莲子银耳羹

关注生活细节

确认怀孕后，准爸妈一定很想知道这个身份赋予了自己哪些新的权利。由于还未脱离孕早期，准妈妈的重点依旧要放在保护胎宝宝上。

了解上班族准爸妈的权利

● **准妈妈不被辞退**

用人单位不得因女职工怀孕、生育、哺乳降低工资、予以辞退、与其解除劳动或者聘用合同。

● **保证准妈妈劳动安全**

不得安排女职工在怀孕期间从事国家规定的第三级体力劳动强度的劳动和孕期禁忌从事的劳动；对怀孕7个月以上的女职员，不得安排其延长工作时间。

● **医疗报销规定**

产假期间的生育津贴，对已经参加生育保险的，按照用人单位上年度职工月平均工资的标准，由生育保险基金支付；对未参保的，按照女职工产假前工资的标准由用人单位支付。女职工生育或者流产的医疗费用，按照生育保险规定的项目和标准，对已经参保的，由生育保险基金支付；对未参保的，由用人单位支付。

● **产假和陪产假**

女职工生育享受不少于98天的产假，准爸爸陪产假在15天左右；产假和陪产假时间根据所在的地区有所差距。准爸妈需要提前了解好，以便请假。

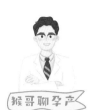

未婚生子的女性也可以领取生育津贴

2022年8月17日，国家医保局就《关于进一步完善和落实积极生育支持措施的指导意见》回答有关问题时称：未婚已育女性办理生育津贴不需要结婚证等材料。也就是说，准妈妈只要正常缴纳生育保险，就可以享受生育津贴。

了解生育保险的报销范围

准爸妈可以了解一下当地生育保险报销范围，一般怀孕和分娩期间的检查费用、住院费、医药费以及因为生育引起的疾病的医疗费都有一定的报销比例，超出部分由自己承担。

为了宝宝，孕早期最好"禁欲"

性生活时，局部血液循环加速，会使准妈妈腹部受到挤压，增加对宫颈的刺激，容易诱发宫缩。在孕早期，胎盘的附着尚不牢靠，宫缩非常容易导致流产，因此应避免性生活。

不建议入住新装修的房屋

新装修的房子里甲醛含量一般比较高，而甲醛是一级致癌物，有可能会导致孕妇发生流产。同时，孕妇暴露在高浓度甲醛的环境中，会提高低体重儿的发生率。在孕早期，是绝不推荐入住新装修的房屋的。

吹风机可以放心用

网络上有孕期不能使用吹风机吹头发的说法，是因为害怕吹风机吹出的石棉通过呼吸道和皮肤进入血液从而影响胎宝宝发育，但其实含有石棉的吹风机早在2005年就已经被禁止生产。这么多年过去，吹风机早已经更新好几代了。洗完头发用吹风机吹干，方便又快捷，还能防止头部着凉，准妈妈可以放心用。

孕2月运动：慢舞

孕早期，准妈妈不宜整天卧床，要适当运动，到室外呼吸新鲜空气，和胎宝宝一起感受运动给身心带来的好处。运动不仅可以增强对自己身体的控制感，还可以使准妈妈精力充沛。适当的运动还可以加强肠道蠕动，减少便秘的发生。

● 饭后跳个舞

怀孕前3个月，准妈妈几乎感觉不到胎宝宝的重量，因此运动起来不会太辛苦。慢舞可以帮助消化、促进血液循环、增加心肺功能、缓解不良情绪，让准妈妈晚上睡得更香。和准爸爸一起慢舞，也能促进感情升温。建议每天不超过30分钟。

● 慢舞时需要注意

准妈妈可以选择节奏性不强，舒缓流畅的舞蹈来运动，可以调节并稳定自身情绪，缓解孕期心理压力。跳舞时准妈妈要注意背部不要过度拉伸，尽量避免长久的站立，舒展肢体时不要始终保持固定的姿态。

做胎教更聪明

现在的胎宝宝虽然只是一个小胚胎，但身体的各器官正处在迅速分化中。准爸爸和准妈妈要以科学的态度看待胎教，并有计划地实施胎教。

开始记胎教日记

现在就拿起笔，为你和你的宝宝记录一份胎教日记吧。在之后的几个月中，准爸妈的心情、想法、感受和与胎宝宝有关的一切，都可以写在胎教日记中。对准妈妈来说，多记录怀孕期间的事情，不仅可以帮助提高大脑的记忆力，也是给胎宝宝非常好的礼物，等以后再回头看这个过程，会感觉非常美好，是独一无二的珍贵记忆。

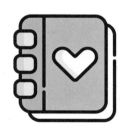

聆听优美舒缓的音乐

优美舒缓的音乐适合作为胎教音乐来听，能让准妈妈心旷神怡，帮助准妈妈产生良好的心境，并将这种信息传递给腹中的胎宝宝。胎教选曲可以多样化，比如舒曼的《梦幻曲》、贝多芬的《致爱丽丝》、班得瑞的《春野》、理查德·克莱德曼的《秋日私语》等，或者准妈妈喜欢的其他优美乐曲。

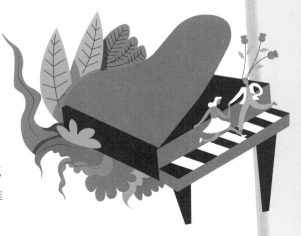

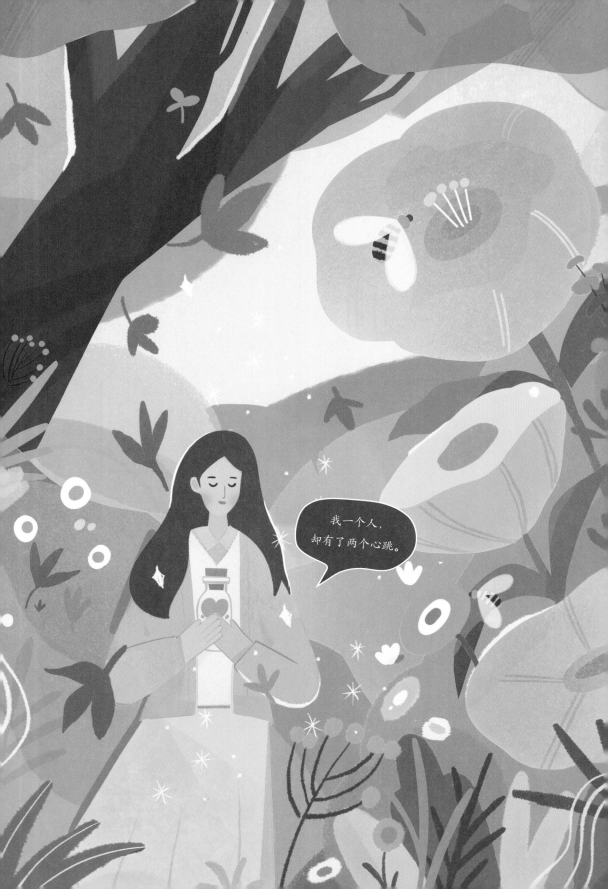

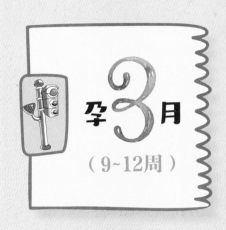

孕**3**月

（9~12周）

孕3月是孕早期的最后1个月，

也是妊娠反应最严重的阶段，

准妈妈将感受到

来自身体和精神的"双面夹击"。

还请加油，

熬过这一阶段，

相对舒适的孕中期正在向你招手。

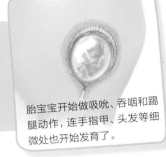

本月开始，胎宝宝的大脑将迅速发育，手脚渐渐摆脱蹼状，至完全分开。部分骨骼开始变得坚硬，并出现关节雏形。胎宝宝通过胎盘从准妈妈那里接收营养，心脏、肝脏、肾脏等维持生命的器官已经开始工作。

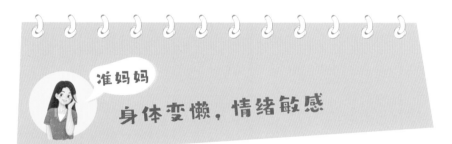

准妈妈

身体变懒，情绪敏感

身体：妊娠反应明显

孕3月时，准妈妈的妊娠反应越发强烈，腹痛时隐时现，头发失去光泽，妊娠斑也慢慢显现。柔软胀大的乳房将继续变大，乳头和乳晕的色素加深，有时会感到有些疼痛。阴道分泌物有所增多。再过一段时间，恶心呕吐、食欲缺乏的现象就会消失。

情绪：持续波动，提防抑郁

整个孕期，准妈妈都将面临情绪敏感脆弱、易怒、易伤感的情况，本月末的第一次产检，会让准妈妈对孩子的担忧再一次浮上心头。如果压力实在很大，就要及时和医生沟通，诊断是否出现抑郁。

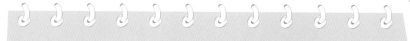

 准爸爸
最好的爱是陪伴

准妈妈由于孕期情绪起伏不定，敏感脆弱，十分需要陪伴，建议准爸爸多陪妻子说说话，拥抱她，和她一起度过情绪低谷期。

参与妻子的每一次产检

孕12周，准爸爸要提前请好假陪妻子去做第一次产检，并且在之后的每一次产检，都认真地负责好陪伴和后勤的工作。

产检需提前1~2天挂号，并了解好检查项目。考虑到本次产检要建小卡，准爸妈也要带好需要用到的卡和证件，最好再带上水杯和小零食，方便准妈妈及时补充水分和营养。

了解需要就医的情况

孕早期准妈妈对各种环境因素很敏感，家人一旦发现准妈妈出现右图所列的异常情况，要第一时间就医。

妊娠剧吐

表现为严重呕吐，甚至不能进食，继而出现面色苍白、皮肤干燥、尿量减少、血压下降等情况。

见红

少量见红无腹痛，可以卧床休息。如果见红增多，应立即就医。

腹痛

分为伴有见红的阵发性小腹痛（可能是先兆流产），或伴有见红和晕厥的单侧下腹部剧痛（可能是宫外孕）。

为准妈妈留盏夜灯

从现在开始，准妈妈每天晚上排尿的次数会越来越多。准爸爸可以为准妈妈留盏夜灯，把通往卫生间的一切障碍物都清理干净，保证准妈妈不会磕着绊着。

提前了解产检知识

孕11~12周,准妈妈将迎来第1次产检。此外,孕11~14周是NT(Nuchal Translucency)早期排畸检查的最佳时间。NT检查可以在早期帮助排查有无胎儿染色体异常,如唐氏综合征、先天性卵巢发育不全等。

重视第1次产检

第1次产检,因为有空腹抽血检查的项目,准妈妈产检当天是不能吃早餐的,所以最好带上早餐,抽完血后马上吃点。当天还有尿常规和B超检查,需要憋尿,所以最好带上水杯。

● 常规项目检查

包括体格检查(测量体温、身高、体重、血压和心率等)和实验室检查(血常规、尿常规、肝肾功能、妇科检查等)。

● 特殊项目检查

hCG检查:对于多胎妊娠、胚胎发育不良、葡萄胎、某些内分泌疾病或肿瘤等,将血hCG值结合临床情况及其他检查结果综合分析,往往可以得出正确判断。

B超检查:如果孕早期出现阴道出血、hCG异常升高,可结合B超检查,判断是否有不良妊娠。

微量元素检查:准妈妈检查微量元素,可以及时补充体内缺乏的元素,避免影响孕期胎宝宝的体重增长,妨碍其器官发育。

绒毛检查:高龄、有遗传病家族史、既往有不明原因死胎或染色体异常胎儿孕产史的准妈妈,建议在孕10~13周做绒毛检查。

"小卡"和"大卡"

产检是为准妈妈和胎宝宝的健康保驾护航，提前了解孕期需要进行的产检项目，以及要办理的相关事项，如健康手册、产检记录册等，孕育之路才会更顺畅，准爸妈才会更安心。

● 第1次产检建"小卡"

在孕12周左右，准妈妈第1次产检时要建好"小卡"，即孕产妇健康手册。首先，准妈妈要在居住地街道居委会或计划生育办公室办理人口生育联系卡，然后去所属医院做常规检查，领"小卡"。如果是外地户口的准妈妈，还要去户口所在地办理准生证和流动人口婚育证明。每个地方政策要求会有所不同，需要提前了解。建卡之前要带好身份证、医保卡、人口生育联系卡。

● "小卡"的用途

"小卡"用来建档案，记录一些基本信息，医生也会在上面记录一些简单的孕期情况。"小卡"由准妈妈自己保存。

● 第16周建"大卡"

在孕16周左右，做第2次产检时，准妈妈可去选定的生产医院建"大卡"。建"大卡"要准备夫妻双方身份证和小卡。具体细节根据所在地不同有所差别，准妈妈在建"大卡"前需要做好咨询。

● "大卡"的用途

"大卡"是准妈妈产检信息的记录册，卡上的产检内容比较全面，一般由医院保存。可不要忽略建卡，如果没有在医院规定的期限之内办理，孕晚期万一出现意外，医院不能保证正好有病床留给准妈妈，医生也无法根据以往检查状况及时地进行治疗。

热点问题

产检请假算事假还是病假

怀孕产检和单位请假，不算事假，也不属于病假。我国法律制度明确规定，怀孕的女职工在劳动时间内如果需要进行产检，要计入劳动时间。所以，即便在劳动时间内进行产检，用人单位也需要正常给职工记考勤。

NT早期排畸检查

NT是胎宝宝颈部透明层的缩写。颈部透明层是孕11~14周围绕在胎宝宝颈后部流动性的透明蛋白膜。NT厚度与唐氏综合征缺陷成正相关，被认为是早期筛查唐氏儿有效的指标。

● NT早期排畸检查的时间

NT检查最好在孕11周到孕13周加6天之间做，比孕4月的唐氏筛查检查时间更早。超过14周，胎宝宝皮下积水可能会被正在发育的淋巴系统吸收，检查结果会不准确。在孕11~14周，98%以上的胎宝宝可以检测出NT厚度，而过了14周这个概率会降低到11%。

● 检查方式和结果判定

NT检查主要通过超声来进行测定，最终测量值小于3毫米为正常（最好小于2.5毫米），超过3毫米就要考虑做进一步检查，比如羊膜腔穿刺术等。NT检查如果配合抽血化验，唐氏综合征的检出率能达到85%以上。

NT检查结果异常也不要过分担心

即使NT检查结果呈现异常，也不代表宝宝就一定患唐氏综合征。想要确诊是否存在染色体异常，准妈妈需要做绒毛检查，或在孕中期做羊膜腔穿刺术。NT检查的好处就在于检查时间早，可以及时排查问题。

NT检查报告单示例

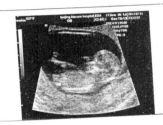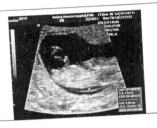

超声所见：增大子宫内可见胎儿轮廓，NT0.12厘米，CRL5.9厘米，羊水最大深度2.8厘米，可见胎心胎动，胎心率136次/分，胎盘附着于子宫前壁；子宫肌层回声尚均匀。

双附件区：双附件区未见明显异常回声。

超声提示：宫内早孕 单活胎
超声估计孕12周+3天

NT值

在这张彩超检查报告单中，胎宝宝颈部透明层的厚度为1.2毫米，在正常范围内。这表示胎宝宝出现唐氏综合征的风险很低，准妈妈可以放心。

可能遇到的不适和对策

孕3月的胎儿对致畸因素依然敏感，准妈妈要重视周围环境中的致畸因素，谨慎用药，即使是补药和补品，也需在咨询过医生后才能使用。

嗜睡又失眠，睡前准备做足

很多准妈妈怀孕后会遇到睡眠问题。白天睡不醒，晚上睡不着，结果一整天都昏昏沉沉的，提不起精神。其实，这也是体内的激素在"作怪"。据统计，大约有10%的准妈妈在孕早期会出现失眠，而大约40%的准妈妈会出现不同程度的睡眠质量下降。除了睡眠本身，恶心、尿频、烦躁的情绪也影响了睡眠质量。

营造良好的睡眠环境
保证床上用品的舒适，室内温度适宜，足够安静、黑暗。

以一颗安静的心入眠
把运动的机会留给白天，睡前就不要做运动了。洗个热水澡，保持放松的心情，少刷手机，避免大脑过于兴奋。

睡前不要过多进食、饮水
睡前如果过饱会影响睡眠。应该避免在睡前2小时内过多进食和饮水，如果实在饥饿，或者担心空腹孕吐，可以少量吃点饼干类零食。

孕期有口气，注意口腔清洁

如果准妈妈孕期频繁感到口腔有异味，并且口腔问题加重，很大一部分原因还是激素在"作祟"。饮食上，准妈妈最好少吃过于辛辣的食物，否则不仅肠胃无法负荷，也容易引起口气不清新。三餐后，准妈妈最好养成刷牙或漱口的习惯，顺便清洁下舌苔，防止食物在舌头上残留。

孕期抑郁症，早发现早干预

在很多人看来，生育是一件幸福的事。但伴随着新生命降临的还有准妈妈的情绪失调，甚至抑郁。如果准妈妈具有以下情况中的4种及以上，或严重受1~2项的困扰，那么家人就要警惕其是否患上了孕期抑郁症。

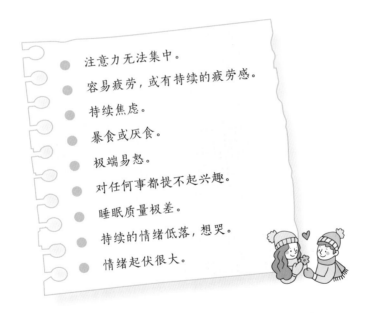

- 注意力无法集中。
- 容易疲劳，或有持续的疲劳感。
- 持续焦虑。
- 暴食或厌食。
- 极端易怒。
- 对任何事都提不起兴趣。
- 睡眠质量极差。
- 持续的情绪低落，想哭。
- 情绪起伏很大。

怀孕期间体内激素水平变化，会引起准妈妈的情绪波动，主要发生于孕6~10周，以及孕中晚期。这些都是怀孕期间的正常反应，准妈妈要及时关注自己的情绪变化，避免陷入痛苦和失望的情绪中不能自拔，而准爸爸或者其他家人也要多关心、理解准妈妈，帮助她缓解不良情绪。

孕期为什么容易抑郁

除了激素水平的显著变化，家族或个人的抑郁史也有可能导致准妈妈孕期抑郁。如果家族中或准妈妈本人曾有过抑郁史，那么当准妈妈怀孕时，就更容易抑郁。此外，人际关系方面的问题，也是准妈妈在孕期和产后抑郁的主要原因之一。

缓解孕期抑郁的方法

准妈妈要学会照顾好自己。孕期情绪如果没有得到充分重视和及时疏解，发展成为孕期抑郁，就会具有相当的危险性。准妈妈可以尝试以下方法应对和处理。

● 和爱你的人多交流

保证每天有时间和家人或亲密朋友深度交流，不用强迫自己做"情绪稳定的成年人"，不用勉强自己强行消化糟糕的情绪。如果害怕打扰到别人，可以建一个小小的"树洞"，把不开心的事情和想法藏进"树洞"里。

● 增加自己的幸福感

想一想可以让自己感到幸福快乐的小事，比如以前获得的成就，最拿手的事情等。尝试培养一些新的兴趣爱好，从自己喜欢做的事情中获取满足感。

● 寻求专业人士的帮助

如果实在无法调节情绪，不要觉得害怕，及时去心理科就诊。在自己做好准备的情况下，不妨与家人敞开心扉聊一聊，在专业医生与家人的共同帮助下能更好地缓解问题。

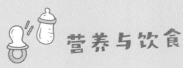

营养与饮食

在妊娠反应强烈的本月，准妈妈的膳食以清淡、易消化吸收为好，可适量食用粗粮，如玉米、燕麦等。为保证蛋白质的摄入量，在有胃口的时候多补充些奶类、蛋类、豆类食物。

孕3月体重管理

有的准妈妈因为缺乏食欲和频繁孕吐使得体重不增反减。孕吐反应期，准妈妈不用刻意地控制体重，此时保证营养充足最关键。

关键营养素

胎宝宝在宫腔内的发育速度加快，对于各种营养素的需求量增加，需要适当地增加各种营养素的供给。

膳食纤维

准妈妈吃富含膳食纤维的食物可刺激肠道蠕动，缓解孕期便秘。

建议每日摄取量：25~35克。

镁

镁对胎宝宝肌肉和骨骼的健康发育至关重要。有些准妈妈小腿抽筋，除了补钙，医生也会建议补镁，以促进身体对钙的吸收。镁的主要来源有绿叶蔬菜、坚果、大豆、南瓜、甜瓜和全麦食品等。

建议每日摄取量：370毫克。

DHA

二十二碳六烯酸（DHA），可以降低早产风险，并对胎宝宝脑部发育和视网膜发育有着至关重要的作用。含DHA丰富的食物包括：鲈鱼、鲤鱼、沙丁鱼、虾、鸡、鸭等。另外，坚果类，如核桃仁、葵花子中含有的α–亚麻酸也是"制造"DHA的原材料。

建议每日摄取量：
200毫克。

维生素A

维生素A对胎宝宝的皮肤、胃肠道和肺的健康发育尤其重要。怀孕前3个月，胎宝宝自身还不能储存维生素A，因此准妈妈一定要多吃动物肝脏及蛋黄、瘦肉等。对于部分素食主义者，则可以服用维生素A补充剂，服用剂量应遵医嘱。

建议每日摄取量：
700微克。

维生素E

维生素E又称为生育酚，具有保胎、安胎、预防流产的作用，还有助于胎宝宝的肺部发育。日常食用的植物油和坚果都含有维生素E。如果准妈妈的妊娠反应严重影响了正常进食，可在医生建议下适当补充综合维生素补充剂。

建议每日摄取量：
14毫克。

素食妈妈也要补蛋白质

蛋白质是建造宝宝机体不可或缺的"砖瓦"。素食主义的准妈妈，可以从鸡蛋和奶制品中摄入足够的蛋白质。如果不吃所有与动物有关的食品，可以通过蛋白粉来补充。

避开任何酒精，料酒也要少吃

都知道孕期不能喝酒，除了啤酒、白酒、葡萄酒等酒类不能喝，含有酒精的果啤饮料、醪糟、米酒、酒酿等也最好不要碰。炒菜时用来去腥的料酒也含有酒精，虽然经过高温烹饪后酒精会大量挥发掉，但不排除仍有少量残留在菜肴中，因此能少用就少用。

食用油换着吃更健康

准妈妈在平时吃油时应交替使用几种食用油，或是隔一段时间就换不同种类的食用油，这样才能使准妈妈体内所吸收的脂肪酸种类丰富、均衡，避免单一。

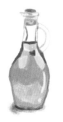

水果不能代替正餐

水果含有丰富的维生素，但是它所含的蛋白质和脂肪却远远不能满足准妈妈子宫、胎盘和乳房发育的需要，更不能代替正餐。准妈妈一定要保证饮食均衡，营养全面，多样进食。

准妈妈挑食也会遗传

宝宝挑食很大程度上受准妈妈的影响。挑食不利于宝宝的身体发育，出生后纠正起来也比较困难。不同的食物中有不同的营养成分。本月，准妈妈的反应强烈，可以只吃自己想吃的，但进入孕中期后，应该尽量保证饮食均衡，全面摄入各类营养。不吃哪一类食物或只吃一类食物都会造成相应的营养缺乏。

熬煮骨头汤，1小时就够

动物骨骼中所含的钙质，不论多高的温度也不能溶化，熬煮过久反而会破坏骨头中的蛋白质。骨头上总会带点肉，熬的时间长了，肉中脂肪析出，还会增加汤的脂肪含量。因此熬骨头汤，1个小时就可以了。

准妈妈吃辣的，胎宝宝也不舒服

不管准妈妈再怎么喜欢吃辣，在孕期都要忍一忍。辛辣食物容易消耗肠道水分，造成肠道干燥。孕期本来就容易便秘，吃辣椒，尤其干辣椒太多，容易加重便秘。同时，不建议准妈妈多吃市售的辣椒酱，因为里面大多含有亚硝酸盐和防腐剂。

不要吃半生或全生的肉类食物

孕期饮食虽然没有太多禁忌，但是有几种食物是千万不能吃的，如生鱼片、刺身、醉虾、醉蟹等。这类食物没有做熟，吃完容易感染寄生虫和细菌，还有可能引起准妈妈腹泻。

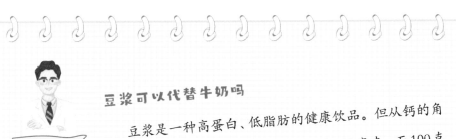

猴哥聊孕产

豆浆可以代替牛奶吗

豆浆是一种高蛋白、低脂肪的健康饮品。但从钙的角度来说，每100克牛奶中含钙量大约为100毫克；而100克豆浆的含钙量仅约为10毫克。所以完全用豆浆来代替牛奶可能会导致准妈妈钙的摄入不足。

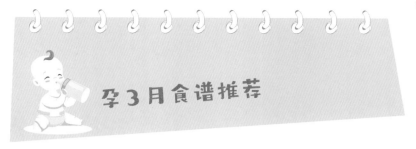

孕3月食谱推荐

本月准妈妈要多吃富含镁、维生素E和膳食纤维的食物，这样不仅可以满足胎宝宝不同器官发育的需要，还有安胎、养胎的作用。

安胎营养餐

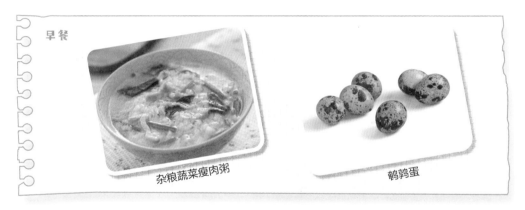

早餐

杂粮蔬菜瘦肉粥

鹌鹑蛋

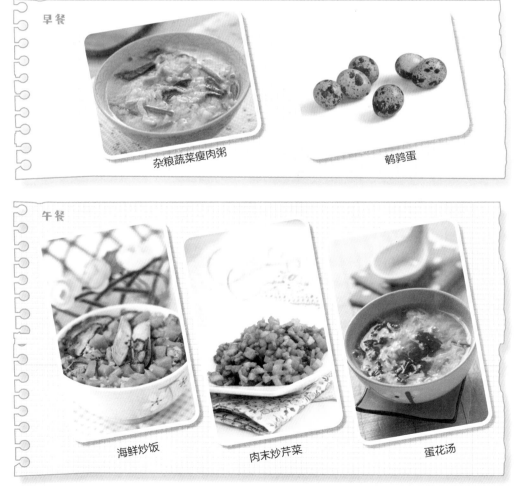

午餐

海鲜炒饭

肉末炒芹菜

蛋花汤

日间加餐

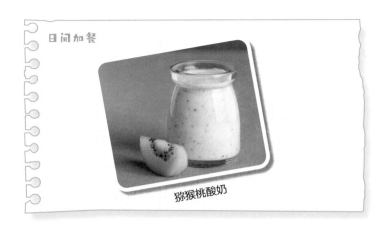

猕猴桃酸奶

晚餐

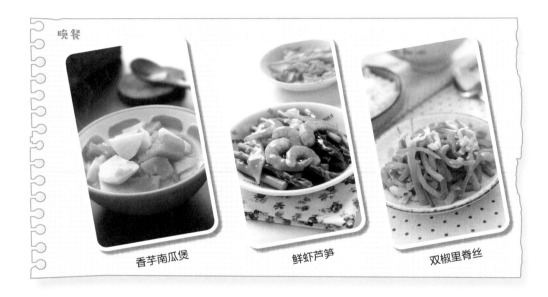

香芋南瓜煲　　　　　鲜虾芦笋　　　　　双椒里脊丝

晚间加餐

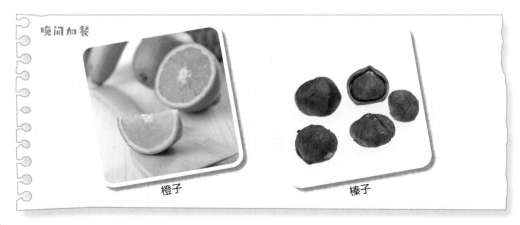

橙子　　　　　　　　榛子

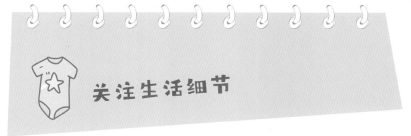

关注生活细节

职场准妈妈应该注意什么？孕妇内衣该怎么选？隐形眼镜能不能戴……下面就来一起了解一下。

防辐射服没有必要穿

防辐射服可以抵御生活中的非电离辐射，但这些辐射对人体没什么伤害，也不会影响胎宝宝的发育，因此不需要防。真正对人体有害的是电离辐射，日常生活中很难接触到。所以，穿防辐射服对准妈妈来说其实没有必要。

尽量远离打印机、复印机

打印机、复印机周围的空气环境会很不好，容易让人咽喉肿痛、呼吸不畅，所以准妈妈的办公桌应该远离打印机、复印机。工作需要用到打印机和复印机时，可以麻烦同事帮忙。

能淋浴就不要坐浴

怀孕后，准妈妈的阴道分泌物增多，也更容易出汗，气温较高时，可以每天洗1次澡。秋冬季建议每天擦身，3~4天洗一次澡，洗澡以不超过20分钟为好。

洗澡时应站立淋浴，避免坐浴。怀孕后，准妈妈阴道里具有杀菌作用的酸性分泌物减少，身体抵抗力下降，如果坐浴，脏水里的细菌、真菌可能进入阴道，导致阴道炎、输卵管炎或泌尿系统感染。

浴室可以用香熏吗

准妈妈需要纯净自然的空气，保持浴室的通风，使用安全淡雅的洗护用品一样会有好心情。那些味道浓郁的香熏用品也许会对胎宝宝有不好的影响，为保险起见，还是等产后再用吧。

隐形眼镜尽量不要戴

怀孕后的身体反应会引起各种黏膜水肿，包括眼角膜。准妈妈眼球的形状也会和孕前不同，戴隐形眼镜容易使眼睛受伤。此外，美瞳比普通隐形眼镜厚，镜片中添加的色彩多为重金属离子，透气性差，也会损伤眼角膜。如有戴隐形眼镜的必要，准妈妈可以选择相对更软的日抛型或周抛型。

身体变，贴身衣物跟着变

准妈妈的身材发生变化，要及时更换舒适的衣服。

孕妇文胸

准妈妈胸部的变化不是向前隆起，而是乳房的下半部分向两侧长大，因此，准妈妈最好购买专门的孕妇文胸。肩带应尽量宽松，以免勒入皮肤；带有钢圈的文胸会影响乳房的血液循环，并不适合准妈妈。

孕妇内裤

阴道分泌物增多的孕期，纯棉内裤是首选。其次应该根据腹围的大小选择合适的内裤。

内裤清洗与杀菌

建议将换下的内裤用60℃以上的热水浸泡，并用内衣专用洗衣皂清洗。洗好的内裤要晒干，不要阴干。准妈妈最好穿白色或浅色内裤，清洗内裤前要注意查看分泌物是否异常。

孕期可以使用空调

炎炎酷暑，再加上孕妇本身体温偏高，容易出现燥热的情况，开空调可以降低室温，让体感更舒服。一般夏季空调温度推荐24~28℃，冬季空调温度推荐18~22℃。每隔一段时间，准妈妈记得关掉空调，开窗通通风，或出去呼吸呼吸新鲜空气，同时也要注意定时清洗空调。

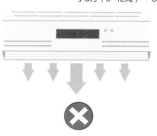

气温再高，空调也不要直吹，准妈妈也不要坐在空调下吃东西，否则不仅容易感冒，肠胃也容易受凉。

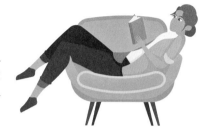

用橄榄油代替精油护肤

怀孕后，大部分精油都不能再使用了。如果实在要用，也一定要先了解精油的属性，确定对身体无害后再使用，柑橘类精油是目前被认可适合孕妇使用的精油之一。

准妈妈可以用功效相同，但更加安全的橄榄油来替代精油。橄榄油具有天然保健功效以及美容功效，可以缓解便秘，预防妊娠纹，缓解皮肤瘙痒，防止乳头皲裂。

孕3月运动：孕妇瑜伽

怀孕第3个月，胎盘和母体子宫壁的连接还不稳固，如果准妈妈动作不当，可能会使子宫受到震动，影响胎盘与子宫壁的连接。因此，本月准妈妈的活动还是以安全、舒缓的放松动作作为主。如果感觉疲劳，也不用勉强运动。

如果准妈妈几乎每日久坐，因为条件限制或者时间有限而无法进行体育锻炼，那就做一做孕妇瑜伽吧。

站山式

调整体态，孕中晚期可缓解因子宫不断增大带给腰椎的压力和髋部的疼痛。

双脚分开与骨盆同宽，膝盖髌骨向上提起，同时大腿肌肉也会收紧上提；找到一点拥抱宝宝的感觉，通过这个动作来减少腰部的曲度和压力；下巴微微内收，以此来减少对颈椎的压力。

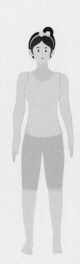

英雄坐

预防和消除腿部的疼痛和肿胀，缓解疲劳，帮助消化，这一体式可以在饭后30分钟左右开始练习。

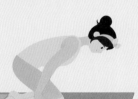

第一步：在双脚中间准备好一块或两块瑜伽砖，双膝并拢，双脚分开放在瑜伽砖的两边，用手将小腿的肌肉向两侧和后侧推开，再向后坐在瑜伽砖上。

第二步：坐在瑜伽砖上，背部向上直立，感觉自己轻柔地将宝宝抱回到自己的怀里，胸腔上提，感受胸腔的舒展，双手放于身体两侧，帮助身体向上轻松坐起。保持3~5分钟，再起来活动。

做胎教更聪明

现在，胎宝宝已经告别"胚胎"时代，成为真正意义上的"胎宝宝"了。准妈妈会发现自己完全可以胜任"妈妈"的角色。这个月的胎教，准妈妈也会做得更好。

贴一张可爱宝宝的海报

谁不想拥有一个健康、漂亮的宝宝呢？为了实现这个心愿，准妈妈可以在家里贴一张自己喜欢的宝宝海报，每天看一看，想象一下自己宝宝的样子。这种联想会帮助准妈妈心情愉悦，从而促进体内具有美容作用的激素增多，能够帮助胎宝宝的面部器官及皮肤发育得更好。

做个可爱的小手工

闲来无事，做一做小手工吧！准妈妈散步时捡的树叶、树枝、松果，吃剩的坚果皮、用完的卷纸筒、不穿的旧衣服都是做手工的材料。做手工的重点不在于作品是否漂亮、精致，而在于制作过程中既动手又动脑的乐趣和独创性。准妈妈可以把自己的想法和制作的过程讲给胎宝宝听。

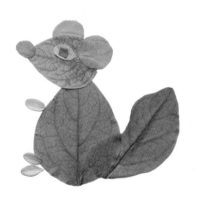

用秋天的落叶做一幅可爱又简单的树叶拼贴画，准妈妈可以一边做，一边跟胎宝宝分享。

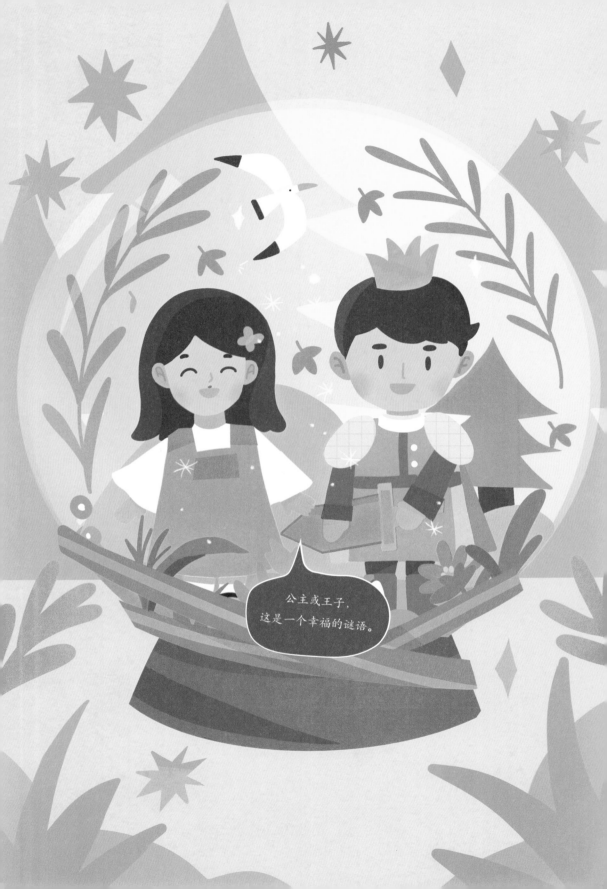

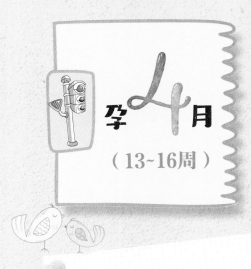

孕 4 月

（13~16周）

恭喜各位准妈妈，

终于可以松口气了。

孕4月开始进入

相对平稳舒适的孕中期，

这一时期，

胎宝宝不仅存在感增强，

还有可能发来一些活泼的讯号，

准妈妈要记得准时接收哦。

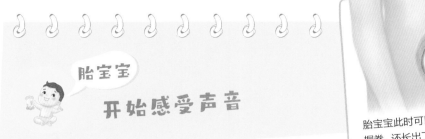

胎宝宝
开始感受声音

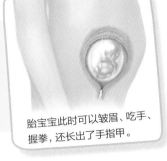

胎宝宝此时可以皱眉、吃手、握拳，还长出了手指甲。

进入孕中期，胎宝宝对外界的感知和反应更加强烈，虽然眼睑紧闭，但已经可以感受声音。敏捷好动的胎宝宝会在准妈妈的子宫里做出各种搞怪姿势和表情，握握拳、皱皱眉、吃吃手等，这些小动作不仅可爱有趣，还可以促进胎宝宝的大脑发育。最让人惊喜的是，胎宝宝开始打嗝，这是呼吸的先兆。

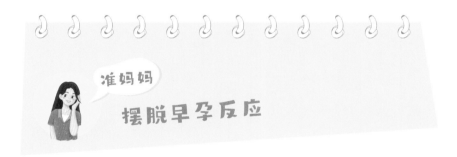

准妈妈
摆脱早孕反应

身体：下腹微微隆起

从现在开始，准妈妈会发现痛苦的孕吐渐渐消失，胃灼热、尿频、疲劳等症状也有所缓解。准妈妈的下腹也将微微隆起，这是正常现象，不必感到不好意思。由于激素的作用，准妈妈的牙龈将更容易出血。准妈妈的小腹和脸上也可能出现妊娠线和妊娠斑。

情绪：焦虑情绪加重

随着胎宝宝的长大，压迫到周围器官，不少准妈妈可能出现心肺负荷增加、心率增速、呼吸加快等反应，再加上激素水平升高，准妈妈的焦虑情绪可能会加重。焦虑如果无法排解，不要憋在心里，多和准爸爸以及亲朋沟通、倾诉。

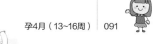

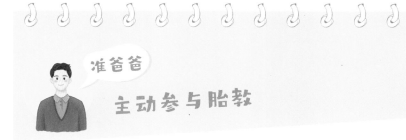

准爸爸
主动参与胎教

怀孕是两个人的事，而准爸爸在胎教中的角色是无可替代的。不要以为胎宝宝只喜欢妈妈的声音，其实这个小家伙，更喜欢听到爸爸宽厚、富有磁性的中低音。而妻子的声音大多属于较细的声音，穿越重重阻碍传到子宫时，可能会被削弱很多。

同胎宝宝建立感情

孕中期是准爸爸和胎宝宝进行感情交流的好时机。睡觉前，准爸爸可以对着准妈妈的腹部和胎宝宝聊聊天，说说一天当中的趣事、对胎宝宝的美好想象，也可以通过轻轻按摩准妈妈的腹部，向胎宝宝传递爱与期待。

在聊天的过程中，准爸爸不仅是和胎宝宝交流，也不是只与准妈妈互动，可以尝试将对话的场景展开，比如与他们聊聊今天午饭是什么，打算带准妈妈和胎宝宝去哪里散步，等等，这些都是一家人可以一起参与的话题。准爸爸自然而然传递出的情感也能被准妈妈感知，再传递给胎宝宝。

胎教不要吵到胎宝宝

在做胎教时，把耳机贴在肚皮上放音乐，这种做法是错误的。这一时期，胎宝宝的听力正在发育，过于吵闹的声音会损害听力系统发育，也会使胎宝宝感觉到不安。准爸爸可以和准妈妈一起聆听胎教音乐，音乐的节奏不能太快，也不要有突然的巨响，每天 1~2 次，每次10~15分钟为宜，音量和讲话时的声音差不多即可。音源不可以贴着肚皮，至少要保持一个拳头的距离。

提前了解产检知识

本月，准妈妈要准备做第2次产检了，本次产检重点在唐氏筛查。超过35岁的准妈妈出现胎宝宝染色体异常的风险较高，保险起见，一般建议在孕16~20周做羊膜腔穿刺检查。

孕4月产检项目清单

- ☐ 第16周建"大卡"
- ☐ 常规项目检查
- ☐ 唐氏筛查（35岁以上准妈妈建议做羊膜腔穿刺术）
- ☐ 检查是否有静脉曲张或皮疹
- ☐ 子宫检查
- ☐ 孕中期口腔检查

（以上检查项目可作为产检参考）

唐氏筛查一定要做

若论准妈妈孕期各项检查的重要性，唐氏筛查绝对是重中之重。唐氏筛查用来排查胎宝宝患唐氏综合征和神经管缺陷等遗传性疾病的风险。准爸妈如果在备孕期间长时间接触放射线或有毒物质，就会增加患病概率。

● **第16~20周检查最佳**

唐氏筛查的最佳时间是孕16~20周，如果错过了最佳时间，只能通过羊膜腔穿刺术或无创脱氧核糖核酸（DNA）来测定了。

● **唐氏筛查怎么做**

唐氏筛查需要抽取准妈妈2毫升静脉血，并结合准妈妈的预产期、年龄、体重和采血时的孕周等，计算生出唐氏儿的危险系数。抽血不需要空腹，一般在检查2周后就能拿到结果。

热点问题

唐氏筛查可以免费做吗

说起孕检，这还是一笔不小的费用。准妈妈或许不知道，在部分地区一些孕检项目是免费的。例如唐氏筛查，如满足相应条件，就可以免费做。当然，是否免费根据各个地方的政策规定来执行，具体需要咨询当地的产检医院。

● **唐氏筛查报告单怎么看**

唐氏筛查报告单主要看两部分：第一部分是甲胎蛋白（AFP）、人绒毛膜促性腺激素（hCG）和游离雌三醇（uE3）的浓度；第二部分是唐氏儿的风险计算结果。

如果检查结果为"高风险"，准妈妈也不要惊慌，这并不代表胎宝宝就一定患了唐氏综合征。因为目前唐氏筛查的准确率为70%~80%，如有需要，可通过无创DNA或者羊膜腔穿刺术进一步确认。

唐氏筛查报告单示例

标记物	结果	单位	校正 MoM
AFP	50.37	U/mL	1.65
hCGb	12.11	ng/mL	0.67
uE3	3.094	nmol/L	1.02

风险计算结果

筛查项目：21-三体综合症
风险值：1:40 000
筛查结果：低风险

1:270
年龄风险 T21
1:1 200　1:40 000

筛查项目：18-三体综合症
风险值：1:100 000
筛查结果：低风险

1:350
年龄风险 T18
1:11 000　1:100 000

筛查项目：开放性神经管畸形（NTD）
风险值：
筛查结果：低风险

甲胎蛋白（AFP）

甲胎蛋白是女性怀孕后胚胎干细胞产生的一种特殊蛋白，若胎宝宝有开放性神经管缺陷，数值会升高。

人绒毛膜促性腺激素（hCGb）

即β-hCG，其值小于hCG，不要误当成了hCG。

游离雌三醇（uE3）

如果胎宝宝为唐氏综合儿，该数值会降低。但如果只是偏低一点，准妈妈也不要就此定论。

21-三体综合征

风险截断值为1:270，若检查结果远低于此数值，表明患唐氏综合征的概率很低。

18-三体综合征

风险截断值为1:350，若检查结果远低于此数值，表明患爱德华氏综合征的概率很低。

开放性神经管缺陷

"低风险"表明低危险，"高风险"表明高危险。

（注：检查报告单参考数值因医院和仪器不同会有一定差异。）

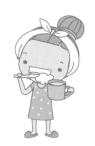

口腔检查不可少

准妈妈应坚持每天认真刷牙，饭后用牙线、漱口等方式清洁口腔。到了孕4~7月，准妈妈最好到医院做一次口腔检查。对于容易发生龋齿的准妈妈，可以使用氟化物漱口液、氟化物涂膜等保护牙齿。

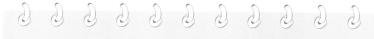

可能遇到的不适和对策

准妈妈妊娠反应开始逐渐消失，胃口好转，现在是较舒服的孕中期了，但有些情况准爸妈仍然不能放松警惕。

孕中期出血，观察出血状态

孕中期，胎宝宝以及胎盘都已经非常稳定了，出血的概率也比孕早期低很多。这个阶段出血的常见原因包括：胎盘低置状态、宫颈出血、先兆流产。如果不伴随明显的宫缩腹痛，超声检查没有异常，宫颈也没有缩短，准妈妈就别太担心，可以先注意休息，密切观察出血状态，如颜色深浅、是否有血块等。如果血量大，及时就医。

胃灼热适合吃碱性食物

许多准妈妈在饭后会有胃灼热的感觉，这是激素在"作怪"。激素会减缓消化道的蠕动速度，造成消化不良，还会使分隔食管与胃的"阀门"松弛，使胃酸反流到食管，引起胃灼热。当胎宝宝越来越大、向上压迫到胃时，这种情况会更加明显。可以通过以下几个方法来改善。

1. 规律性进食。

2. 如果烧灼感比较厉害或伴有反酸，可以口服铝碳酸镁咀嚼片，中和胃酸，缓解症状。

3. 多吃一些清淡的和碱性的食物，如百合、胡萝卜、茼蒿、白菜、黑木耳等；而温性的碱性食物如山药、韭菜、南瓜也很适合准妈妈食用。

胀气严重,少食多餐可缓解

到了孕中期,由于子宫扩大,压迫消化系统,不少准妈妈会出现肠胃胀气。如果准妈妈本身就有便秘、肠蠕动能力弱等情况,或是肠胃炎、胃酸过多等疾病,孕期胀气的时间会持续更久。准妈妈可以尝试少量多餐,从一天吃3餐改至6~8餐,减少每餐餐量,减轻肠胃消化的负担。在饮食上多选择半固体食物,多吃蔬菜、水果等膳食纤维含量高的食物。此外,适当的运动也可以促进肠胃蠕动,促进排便,减少胀气。

坐骨神经痛,少提重物多补钙

准妈妈的关节和韧带渐渐放松,腰部稳定性会有所减弱。如果胎宝宝的头正好压在准妈妈的坐骨神经上,准妈妈的臀部、背部以及大腿等处就会出现疼痛、麻木,甚至伴随有针刺样的感觉。有坐骨神经痛的准妈妈要注意休息,不要提拿重物,少睡软床。饮食上多补充钙和B族维生素,可以避免骨质疏松,缓解坐骨神经痛。

低血压、贫血都有可能导致头晕

孕期头晕常见原因及解决方法

原因	解决方法
供血不足,血压偏低	怀孕的早中期,由于胎盘形成,准妈妈的血压会有一定程度的下降,流至大脑的血流量就会减少,造成脑供血不足,从而引起头晕。因此,准妈妈最好缓慢站起,站一会儿就坐下来歇歇
姿势不对,压迫血管	一般发生在准妈妈仰卧或躺坐于沙发中看电视时,由于怀孕时子宫增大,压迫下腔静脉导致心脑供血减少引起。准妈妈在沙发或床上玩手机、看电视时,最好不要长时间维持仰卧或半躺坐位
血容量增加,缺铁贫血	孕期由于血容量增加,准妈妈的血液被稀释,就容易引起生理性贫血。准妈妈平时应摄入含铁丰富的食物,如动物肝脏、动物血、瘦肉等来补血

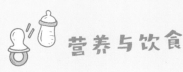

营养与饮食

进入孕4月，大多数准妈妈的早孕反应逐渐消失，胃口也渐渐变好，而胎宝宝的发育开始加速，所需营养大大增加。

孕4月体重管理

由于早孕反应消失，胎宝宝状态也较平稳，本阶段不少准妈妈胃口大开，常出现体重增长过快的情况，有的甚至1个月就能长2~2.5千克。为了自身健康和胎宝宝成长，准妈妈每周的体重增长不宜超过350克，整月体重增长不宜超过1.4千克。

关键营养素

从这个月开始，准妈妈每天应保证摄入充足的优质蛋白，还需要通过摄入牛奶、乳制品或钙制剂（在医生指导下服用）以满足对钙的需求。建议铁的每日摄取量为24毫克，其他营养素的摄取量也相应增加。

胡萝卜素

本月胎宝宝的骨骼快速成长。β-胡萝卜素可以在体内转化成维生素A，有助于胎宝宝骨骼发育，细胞、黏膜组织、皮肤的正常生长，也有利于增强准妈妈的免疫力，促进产后泌乳。建议多吃番茄、胡萝卜、南瓜等蔬菜补充。

脂肪

脂肪可以被人体储存，因此准妈妈只需要按平常的量摄入即可。生活中，每天正常吃花生、芝麻、蛋黄、动物内脏、花生油等富含脂肪的食物就足够了。

碘

虽然本月胎宝宝的甲状腺已经能够自己制造激素了，但如果准妈妈在补碘上有所懈怠，胎宝宝依旧可能缺乏甲状腺激素，从而影响语言和智力水平。碘可以由蔬菜、海产品和碘盐供给。

建议每日摄取量：230 微克。

钙

胎宝宝的恒牙胚在孕4月时开始发育，如果此时钙摄入不足，胎宝宝就会从准妈妈的骨骼中夺走钙。每天饮用500毫升牛奶再加上其他食物，就可以满足准妈妈和胎宝宝的钙需求。

建议每日摄取量：1000 毫克。

正确补钙有方法

缺钙不仅会影响胎宝宝的发育，也会让准妈妈腿部抽筋、骨质疏松，还有可能会诱发妊娠期高血压综合征。从孕16周开始，准妈妈每天要摄入1000毫克钙，孕晚期还要增加。日常饮食中可以摄入大约300毫克钙，剩下的就需要通过牛奶、酸奶或钙片来补充。市售的钙片一般分为每片300毫克和每片600毫克两种剂量，准妈妈可以根据自己的情况来选择额外补钙的量。准妈妈孕期补钙要注意以下几点。

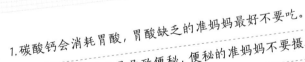

1. 碳酸钙会消耗胃酸，胃酸缺乏的准妈妈最好不要吃。

2. 钙剂摄入过量容易导致便秘，便秘的准妈妈不要摄入过多。

3. 钙剂最好与含铁或草酸高的食物分开服用，避免降低吸收率。

4. 睡前补钙吸收效果最好，一般推荐早晚各补一次。

火锅可以吃，但要有节制

怀孕并不意味着要远离火锅，只是相比较孕前，最好减少吃火锅的频率。一是因为火锅热量很高，二是辛辣刺激的火锅容易引起准妈妈胃肠道不适，还可能加重便秘。此外，火锅食材中包括羊肉、牛肉等生肉片，还有海鲜等，这些都有可能携带弓形虫的幼虫及其他寄生虫，在涮食材时最好多烫煮一会儿再食用。同理，麻辣烫也可以吃，但也要注意不能太过辛辣、食材要彻底煮熟等。

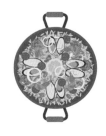

适量吃花菜，增强抵抗力

花菜中含有蛋白质、碳水化合物、脂肪、多种维生素、钙、磷、铁等营养素，可以补充妊娠期所需的营养，提高准妈妈的免疫力，有利于胎宝宝发育。此外，花菜还富含维生素K，对于促进准妈妈骨质健康有正向帮助，同时还有凝血功能。

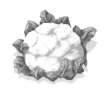

莴笋，低热量高营养

莴笋是低热量、高营养的蔬菜，它含蛋白质、碳水化合物、β-胡萝卜素、B族维生素、维生素C等。莴笋中还含有天然的叶酸，准妈妈多吃有助于胎宝宝正常发育。

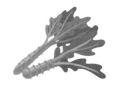

樱桃好吃，也能美容

樱桃含有β-胡萝卜素、维生素C、维生素E及钙、铁、磷等矿物质，可促进血红蛋白再生，也能预防缺铁性贫血，增强体质，酸甜的口感非常适合准妈妈食用。樱桃还能养颜润肤，平衡准妈妈的皮脂分泌，预防妊娠纹和妊娠斑。

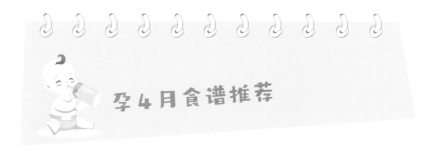

孕4月食谱推荐

　　胎宝宝生长加快，准妈妈的胃口也好了起来，但也不能想吃多少就吃多少，还是要注重合理和平衡。

调理营养餐

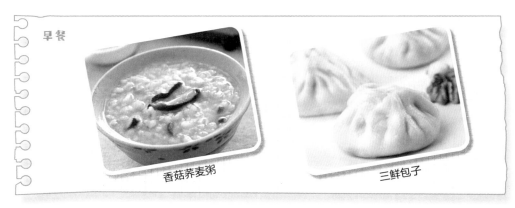

早餐

香菇荞麦粥

三鲜包子

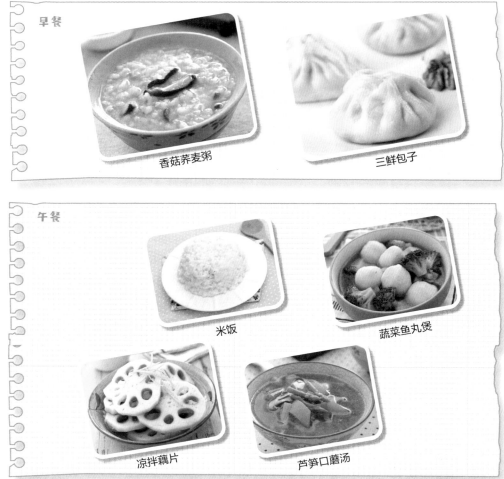

午餐

米饭

蔬菜鱼丸煲

凉拌藕片

芦笋口蘑汤

日间加餐

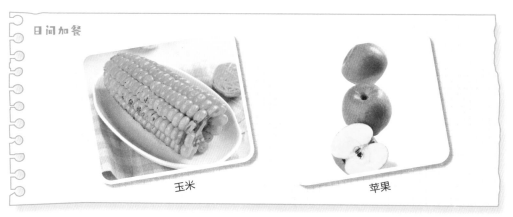

玉米　　　　　　　　　　　苹果

晚餐

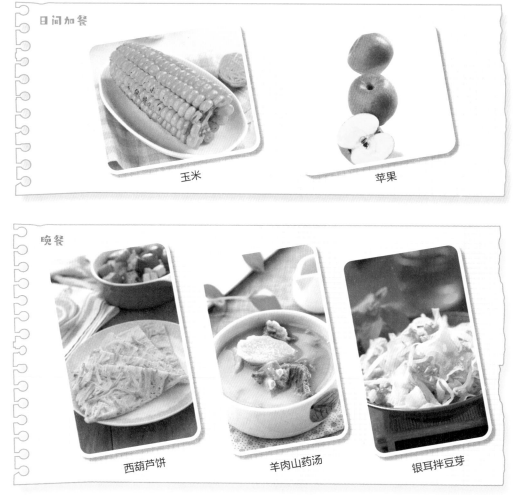

西葫芦饼　　　　　羊肉山药汤　　　　　银耳拌豆芽

晚间加餐

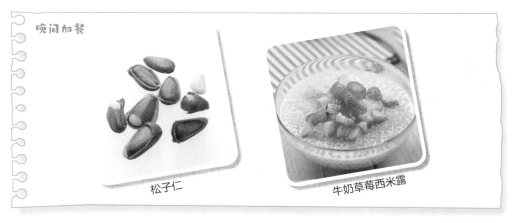

松子仁　　　　　　　牛奶草莓西米露

关注生活细节

这个月或者更早，准妈妈可能就已经琢磨起有关胎心监测和数胎动的事了。同时，妊娠纹也会从这个月开始渐渐出现。

为什么不"显怀"

其实是否"显怀"和很多因素有关，比如准妈妈体型是胖是瘦、身高是高是矮、子宫位置、盆腔的大小、怀的是单胎还是多胎等。除此之外，在孕20周前，胎宝宝还很娇小，大多数准妈妈都不是很"显怀"。

怎样预防妊娠纹

现在可能还没感觉到什么，等过段时间，胎宝宝和子宫快速变大，准妈妈的皮肤代谢速度就会无法跟上子宫增长速度，皮肤纤维断裂，妊娠纹就出现了。在妊娠纹出现之前，各位准妈妈就可以采取措施进行预防了。

坚持按摩

腹部、臀部下侧，腰臀之际，大腿内外侧等，这些都是妊娠纹容易"落脚"的地方，适当地进行按摩，可以增加皮肤和肌肉的弹性，阻止或减少妊娠纹的产生。配合按摩油或按摩乳液效果会更好。

控制体重

孕期体重增长过快，皮下组织被过分撑开，就容易产生妊娠纹，因此准妈妈要适当控制体重。

饮食调节

适量食用抗氧化性强，富含维生素、胶原蛋白的食物，如番茄、西蓝花、猪蹄、大豆等。

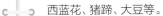

可以去电影院、KTV 吗

胎宝宝的听力要到25周后才慢慢发育起来，而且听到的声音隔着腹壁、子宫、羊水，比准妈妈听到的音量要低很多。看电影、唱歌既放松又解压，准妈妈是可以做的，真正要注意的是以下几点。

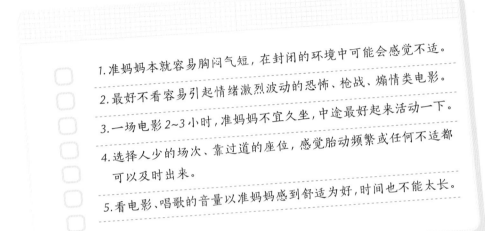

1. 准妈妈本就容易胸闷气短，在封闭的环境中可能会感觉不适。

2. 最好不看容易引起情绪激烈波动的恐怖、枪战、煽情类电影。

3. 一场电影 2~3 小时，准妈妈不宜久坐，中途最好起来活动一下。

4. 选择人少的场次、靠过道的座位，感觉胎动频繁或任何不适都可以及时出来。

5. 看电影、唱歌的音量以准妈妈感到舒适为好，时间也不能太长。

什么时候公布喜讯

有一种说法是"前三个月要保密"，是有一定道理的。孕早期任何意外情况都有可能发生，为了避免空欢喜一场，准妈妈通常会延迟一段时间再公布喜讯。但有的职场准妈妈需要保胎，也会提前宣布消息，方便休假和得到家人的照顾。现在，前三个月的危险期过去，胎宝宝状态稳定，准爸妈可以向亲朋好友公布怀孕的喜讯啦！

孕中期，放下顾虑大胆爱

怀孕中期，胎盘已经形成，早孕反应也过去了，如果医生没有特别说明，准妈妈不用担心性行为会伤害到胎宝宝。高潮之后子宫确实会收缩，但这并不是流产迹象，因此，不用害怕性高潮会导致流产和阵痛。不过有了孩子，还是要注意适可而止，尤其是有早产风险或者有胎盘问题的准妈妈，最好不要进行过于激烈的性生活。

孕4月运动：游泳

准妈妈的腹部开始悄悄隆起，这个时候在保证安全的情况下做一些伸展四肢的动作，能够减轻腹部的压迫感，帮助血液循环，缓解呼吸不畅的感觉。

● 在水中舒展四肢

对准妈妈来说，游泳不但能增强心肺和神经系统功能，促进血液循环，锻炼全身肌肉，使身体更加适应分娩，并能缓解孕期腰背疼痛、下肢水肿等症状。另外，水的浮力减少了准妈妈的负担，胎宝宝也不容易受到震动。

● 自由泳更合适

自由泳主要上肢用力，动作较舒展，准妈妈不用担心会挤压到胎宝宝。另外，自由泳非常锻炼手臂力量，孕期就把手臂力量锻炼好，等到宝宝出生以后，就不用担心抱不动啦。

● 不会游泳，试试水中行走

如果准妈妈不会游泳，但也想在水中放松一下身体，可以试着在浅水区行走，或者在牵拉下轻轻打水，也能起到锻炼的效果。

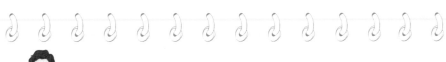

孕期游泳的注意事项

准妈妈在游泳前首先要咨询医生，一般情况下，一周可以游1~2次，每次游500米左右。游泳时水温要求在29~31℃，若低于28℃，子宫易收缩。游泳的时间最好选择上午10点到下午2点之间，这段时间内的子宫不那么紧张。

做胎教更聪明

孕中期是进行胎教的好时机，因为这时胎宝宝对外界信息的接受能力已经开始形成，能听见你，也能感受你。

和胎宝宝打招呼

早晨起来后，对胎宝宝说一声"早上好"。吃饭的时候，和胎宝宝说一句："宝宝，多摄入营养才能健康成长。"晚上，和准爸爸一起，为胎宝宝读个故事、念首诗歌或者听首音乐。临睡前，轻声地和胎宝宝道声"晚安"。总之，可以把生活中的一切都对胎宝宝叙述，让他感受到爸爸妈妈无处不在的关爱。

在家看喜欢的电影

相比环境封闭、音量过大的电影院，在家里看电影是个不错的选择。有准爸爸的陪伴，看一些轻松、温暖、幽默的电影，不仅能满足准妈妈的观影需求，还能愉悦心情。准妈妈还可以把电影内容跟胎宝宝分享，让胎宝宝也感受到观影的乐趣。喜欢动画电影的推荐《哪吒之魔童降世》《冰雪奇缘》《疯狂动物城》《魔女宅急便》，喜欢温馨细腻电影的推荐《初恋这件小事》《重返20岁》《音乐之声》等。

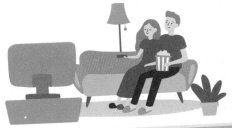

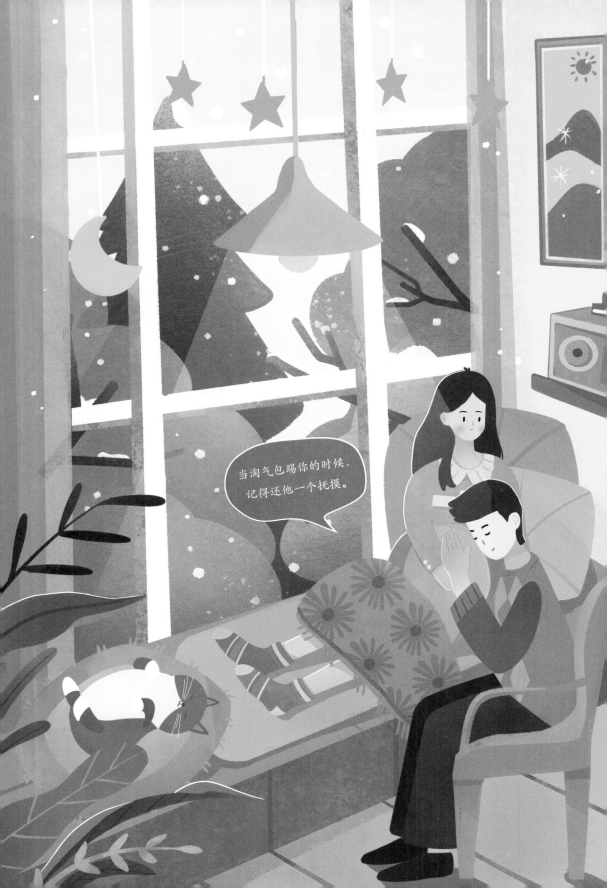

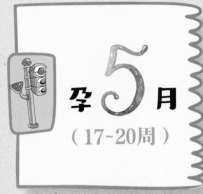

孕 **5** 月

（17~20周）

孕5月是孕期较为平静、
舒适的月份之一。
在这个月，
准妈妈的身体
和胎宝宝已经彼此适应，
将携手开启一段"紧密相连"
又"相安无事"的时光。

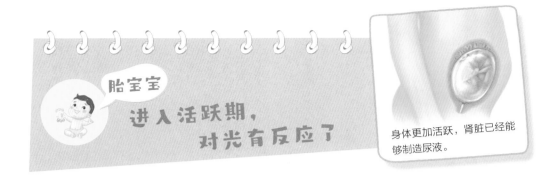

胎宝宝

进入活跃期，对光有反应了

身体更加活跃，肾脏已经能够制造尿液。

这个月的胎宝宝已经约有20厘米长，准妈妈已经可以明显地感受到胎动。胎宝宝的感觉器官正在按区域迅速发育，眉毛和眼睑完全发育成熟，视网膜形成，眼睑虽然紧闭，但已经会对光线作出反应。

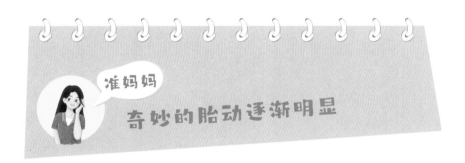

准妈妈

奇妙的胎动逐渐明显

身体：体态渐丰，容易气喘吁吁

准妈妈乳房迅速膨胀，体态更加丰满。第一次的胎动令人怦然心动，准妈妈能够逐渐感受到胎宝宝在腹中做滚、蹬、踢的动作。有时会感到腹部一侧有轻微的触痛，别担心，这是子宫及附近的韧带和骨盆为适应胎宝宝而迅速增大引起的反应。由于肺部受子宫的压迫，准妈妈会呼吸变快，走几步路就开始气喘吁吁，需要多注意休息。

情绪：放松心情，享受喜悦

舒适的孕中期能让准妈妈享受做母亲的喜悦。胎宝宝能够准确地感受到准妈妈的心理变化，准妈妈保持快乐的心情，肚子里的胎宝宝也能跟着快乐起来。

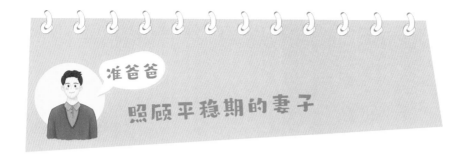

准爸爸

照顾平稳期的妻子

帮忙挑选孕妇装

有时候，就算坚持按摩，准妈妈的肚皮上还是会长出一两条妊娠纹，这让准妈妈烦闷不已，容易产生一些消极情绪。想让妻子的心情好起来，准爸爸和其他家人不妨多陪伴她，时常去户外走走，或者去商场逛逛，都是很好的方式。

准妈妈的肚子越来越大，准爸爸陪她买几件好看又合身的孕妇装，既可以让她放松肚子，又能让外形看起来更苗条。单色系衣服可以拉长曲线，让准妈妈看上去更加苗条；暗色系，如巧克力棕、炭灰色等则可以在视觉上修饰准妈妈的身材；竖条纹是经典形状，可以从视觉上拉长体形。多挑几件漂亮衣服让准妈妈的心情变好，可比什么都重要。

第二次蜜月旅行安排起来

对准爸妈来说，怀孕期间的旅行将会长久保留在记忆中，那种温馨美好的气氛简直堪比第二次蜜月。在作为新手爸妈的忙乱日子来临之前，这真是一段惬意的时光。当然，这次旅行和以前的旅行方式、节奏不同，准爸爸需要对吃饭的时间、地点以及能让准妈妈舒服休息的地方进行规划。在交通方式、住处、饮食等方面，准爸爸都要严格为妻子把关，出行前最好做一次孕检，听听医生的建议，同时也要带上之前检查的各项报告，以备不时之需。

带着准妈妈和胎宝宝，去你们曾经的蜜月之地，来一张温馨的全家福吧！

提前了解产检知识

若之前都按时做了孕检，准妈妈将会度过一个相对平静而放松的孕5月。这个月，有些准妈妈需要考虑是否做羊膜腔穿刺术和无创DNA检查。

孕5月产检项目清单

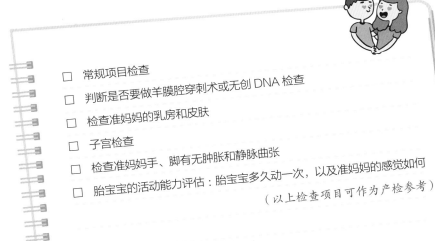

☐ 常规项目检查

☐ 判断是否要做羊膜腔穿刺术或无创 DNA 检查

☐ 检查准妈妈的乳房和皮肤

☐ 子宫检查

☐ 检查准妈妈手、脚有无肿胀和静脉曲张

☐ 胎宝宝的活动能力评估：胎宝宝多久动一次，以及准妈妈的感觉如何

（以上检查项目可作为产检参考）

羊膜腔穿刺术和无创DNA检查

除了唐氏筛查，无创DNA也是筛查染色体疾病的常用方法，准确率达到95%~99%。如果唐氏筛查高风险或无创DNA检查提示异常，需要进行羊膜腔穿刺术。

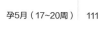

● 羊膜腔穿刺术怎么操作

具体操作是：在B超的引导下，医生用穿刺针穿过准妈妈的腹壁，刺入宫腔，取出约20毫升羊水样本，然后通过7~14天的培育得到染色体核型，再通过观察分析染色体来判断胎宝宝是否是唐氏儿或是否有其他染色体异常。

● 做羊膜腔穿刺术不使用麻药

做羊膜腔穿刺术一般不使用麻药。多数准妈妈在刚刚刺入时只会感觉轻微疼痛，类似于刺手指取血的痛感。有些准妈妈在做穿刺时可能会感觉到腹部有点儿紧，或是有刺痛或压迫感。是否感觉到疼痛因人而异。

● 孕16-24周做羊膜腔穿刺术最好

因为这时胎宝宝小，羊水相对较多，胎宝宝周围有较宽的羊水带，用针穿刺抽取羊水时不易刺伤胎宝宝。如果羊膜腔穿刺术失败或者错过了穿刺最佳时间，医生会建议在孕26~32周时做脐带穿刺，直接抽取胎宝宝的血液去化验检查。

● 术后一般不需要住院

羊膜腔穿刺术一般不需要住院，但术后要注意休养。准妈妈在检查后可以静坐休息2小时再回家。术后当天不能洗澡，要多休息，不能太过劳累或提拿重物。因为要进行细胞培养，所以检查结果出来较慢，一般要等半个月左右。

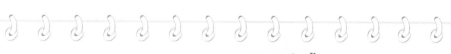

哪些准妈妈需要做羊膜腔穿刺术

猴哥聊孕产

如果有以下任一种情况，就要考虑做羊膜腔穿刺术：35岁以上的高龄产妇；曾经生过有缺陷的宝宝；家族有出生缺陷史；超声检查发现胎儿颈部透明带异常或其他异常；唐氏筛查结果为高风险。

虽然羊膜腔穿刺术的危险性较小，但还是存在一定的风险，建议准妈妈在产检医院或转诊的产前诊断医院做。

无创DNA检查是什么

无创DNA是通过静脉抽血，利用新一代DNA测序技术对母体外周血浆中的游离DNA片段（包含胎儿游离DNA）进行测序，从而判断胎宝宝是否患21-三体综合征（唐氏综合征）、18-三体综合征（爱德华氏综合征）、13-三体综合征（帕陶氏综合征）这三大染色体疾病的检测方法。无创DNA对21-三体综合征（唐氏综合征）的检查准确率可达99%。

哪些准妈妈需要做无创DNA检查

无创DNA检查适用于病毒携带者、胎盘前置、羊水过少、流产史、先兆流产等不适宜进行有创产前诊断或者对产前诊断有心理障碍的准妈妈。检查取样方法简单，静脉抽血即可，结果只需等待约1周时间，是一种方便、快捷、准确又对母体和胎儿伤害小的检查方式。

唐氏筛查、羊膜腔穿刺术与无创DNA检查对比

名称	唐氏筛查（血清学筛查）	羊膜腔穿刺术	无创DNA检查
最佳检查时间	16~20周	16~24周	12~26周
检出率	60%~80%	99%	99%
风险	5%的假阳性率	0.5%~1%流产率	无流产感染风险
准确率	70%~80%	99%	99%
检查方式	静脉抽血（无须空腹）	羊膜腔穿刺术	静脉抽血（无须空腹）
安全性	无创（非侵入性）	有创（侵入性）	无创（非侵入性）
检出结果时间	1周	半个月	1周

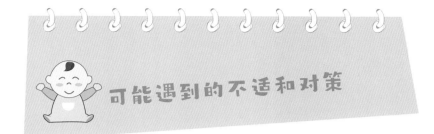

面对孕期的不适，准妈妈所要做的就是放松心态，尝试一些适合自己的、能减轻症状的好方法。

孕期贫血，补铁是重点

很多准妈妈在怀孕前因月经失血，造成体内铁贮存量不足。怀孕后需要补充更多的铁元素，但胃酸降低影响了铁的吸收，就会很容易发生缺铁性贫血。一般来说，孕期血红蛋白低于110克/升就可以诊断为贫血。准妈妈可以通过食用含铁丰富的动物肝脏和动物血等补铁。

缺叶酸也会贫血

和缺铁性贫血类似，怀孕后，准妈妈的身体对叶酸的需求量增大，却因为胃酸分泌减少，胃肠蠕动减弱影响了身体对叶酸的摄入，引发叶酸缺乏性贫血。因此，准妈妈不仅在备孕时要补叶酸，整个孕期都要持续不断地摄入叶酸，来预防贫血和早产。

肚皮瘙痒要注意保湿

准妈妈由于肚皮增大，皮肤会变得薄且脆弱，容易出现瘙痒。准妈妈要忍住，尽量不要抓，保持湿润能有效缓解皮肤瘙痒。准妈妈洗澡、洗脸时要控制水温，最好不要超过40℃，冬天要适当减少洗澡的次数。洗完澡之后，可用孕妇专用的保湿乳液涂抹身体，也可用橄榄油、维生素E软胶囊、婴儿油来保湿。室温最好保持在24~28℃，相对湿度在45%~60%，如果感觉皮肤很干，准妈妈可以在房间放一盆水或使用加湿器，增加房间内的湿度。

阴道有炎症要立即治疗

准妈妈怀孕后，体内分泌大量雌激素和孕激素，致使白带增多。这时候准妈妈非常容易感染阴道炎，如果白带呈脓样或带有红色，有难闻的气味，或混有豆腐渣一样的东西，加之外阴瘙痒，很有可能是阴道炎，应立即就医，千万不能自行使用药物。

孕期便秘多摄入膳食纤维

数据表明，有近半数的女性在孕期经历过便秘的痛苦。那么，便秘了应该怎么办呢？

- 早餐后1小时左右为最佳排便时间，不管有没有便意，都建议准妈妈在马桶上坐一会儿。
- 准妈妈可以多活动来增强胃肠蠕动，同时保持睡眠充足、心情愉快，寻找适当的渠道来缓解精神压力。
- 日常饮食中，准妈妈要少吃辛辣食物，多吃富含膳食纤维的食物，如苹果、萝卜、香蕉、豆类等。
- 每天至少喝1000毫升水，保证体内水分充足。

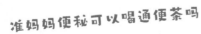

准妈妈便秘可以喝通便茶吗

不可以。如果便秘严重，经常2~3天都不能排便，应及时就医，在医生的指导下服用通便的药物。通便茶或药品会影响胎宝宝的正常发育，甚至会引起子宫收缩，导致早产或流产。推荐准妈妈使用安全的乳果糖益生菌缓解孕期便秘。

拯救准妈妈的睡眠

准妈妈在怀孕期间很容易出现睡眠问题，表现为失眠、多梦、易醒，通常由体内激素分泌紊乱等情况导致。这种情况会随着孕周的增加变得更加明显。

● 床垫不能太软床垫不能太软

太软的床垫支撑度不够，会加重准妈妈的腰背不适。可以更换一个稍硬一些、支撑度更好的床垫，保护准妈妈的脊椎。

● 换个舒适的枕头

枕头以9厘米（平肩）高为宜，可以让准妈妈侧睡更舒服。

● 在肚子下垫个枕头

准备一个弯月形的枕头，侧睡时，将枕头垫在膨凸的腹部下面，能够缓解腹部左、右下坠的不适，可有效缓解在妊娠期的睡眠困扰。怀双胞胎或者胎儿较大的准妈妈使用感受更好。

● 采用左侧卧睡姿

左侧睡可避免胎宝宝压迫准妈妈的腹部大血管，使血液自下肢向心脏回流顺畅，减少心脏负担，保证睡眠质量。

● 适当运动

坚持散步，做一些舒缓的运动，可以增加身体的疲惫感，帮助睡眠。

● 睡前少喝水

晚饭时到入睡前这段时间少饮水，可减少半夜起床上厕所的次数。

● 放松精神

睡前喝些牛奶，或是和准爸爸在放松的状态下聊聊天，都有利于睡眠。

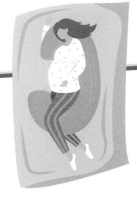

营养与饮食

由于胎儿骨骼的发育、准妈妈血容量的增加，孕5月的准妈妈需要增加钙、铁等各种营养素的摄入。

孕5月体重管理

本月增重1~1.5千克即可。现在胎宝宝的身长在20厘米左右，体重大约250克，相当于一个鸭梨的重量。很多准妈妈这个月每周体重平均增长很容易超过350克的标准值。怀孕前就偏胖的准妈妈一定要严格控制体重，多摄入优质蛋白质和蔬菜水果，并注意适度运动，少吃甜食，防止妊娠并发症的发生。

关键营养素

本月重点摄入5种营养素，分别为硒、维生素C、维生素D、钙和铁，同时继续保持营养均衡，摄入食物多样化。为配合胎宝宝的生长发育，准妈妈要重视加餐和健康的零食的作用，但是不宜暴饮暴食，避免营养过剩，体重大增。

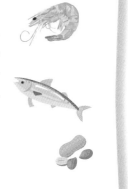

硒

硒不仅可以促进胎宝宝的生长发育，降低畸形风险，还对其智力发育起到重要作用。对准妈妈来说，补硒也能够预防妊娠高血压综合征和流产的发生。硒含量高的动物性食物有鱼、海虾、羊肉、牛肉等，植物性食物有芝麻、杏仁、枸杞子、花生、黄花菜、豇豆等。

建议每日摄取量：

65微克。

维生素C

维生素C可以增强叶酸的利用率，促进铁的吸收，在预防和改善妊娠期常见的缺铁性贫血、巨幼细胞性贫血上起到一定的作用。富含维生素C的蔬菜有小白菜、油菜、西蓝花、芹菜、苦瓜、花菜等；水果有柚子、橘子、橙子、柠檬、草莓、苹果、猕猴桃、石榴等。

建议每日摄取量：
115 毫克。

维生素D

孕期如果缺乏维生素D，可能会导致准妈妈骨质软化，造成胎宝宝及新生儿骨骼钙化障碍以及牙齿发育出现缺陷。因为照射阳光有助于人体自身合成维生素D，准妈妈最好每天有1~2小时的户外活动，多晒太阳。

建议每日摄取量：
10 微克。

钙

胎宝宝缺钙易发生骨骼病变、生长迟缓，以及先天性佝偻病等。含钙量高的食物包括奶制品、鱼、虾、蛋黄、海藻、芝麻等，要避免和草酸含量高的菠菜一同烹饪，以免影响对钙的吸收。

建议每日摄取量：
1000 毫克。

铁

准妈妈每天不但要供给自身需要的铁，还要为胎宝宝的生长发育提供足够的铁。动物肝脏是补铁首选，鸡肝、猪肝可一周吃1次或2次，每次25克左右；动物血、瘦肉也不错；水果中的维生素C也可以促进铁的吸收。

建议每日摄取量：
24 毫克。

不管有没有贫血，都要补铁

不管有没有贫血，所有准妈妈在孕期都应补铁。如果贫血不严重，可以通过摄入食物来补充铁。但有时仅凭食补不够，准妈妈就需要口服硫酸亚铁等补铁剂。一般建议在孕4月之后服用，并与维生素C同服，促进吸收。硫酸亚铁应在饭后或餐中服用，不可用牛奶送服，以免干扰铁的吸收。

  食物中的铁分血红素铁和非血红素铁两种，血红素铁容易被人体吸收，主要存在于动物性食物中。搭配富含维生素C的食物一起吃，如青枣、橙子、猕猴桃等，能促进铁更好吸收。

准妈妈怎么有效补铁

50%的准妈妈在孕期都会发生不同程度的贫血，但如果贫血程度有点严重，血液中的血红蛋白小于90克/升，肚子里面的胎宝宝可能就要饿肚子了，发育容易变得迟缓。因此，铁剂该补一定要补，如果准妈妈胃肠道不耐受，吃铁剂容易胃灼热，或者产生便秘，可以试试随餐吃；如果觉得补铁片口感不好，可以尝试一些水果味的铁补充剂，更容易服用。

吃燕窝性价比不高

燕窝中的唾液酸对人体有很多好处，比如增加免疫力、促进神经细胞生长发育等。但是由于唾液酸易溶于水，在燕窝挑毛和烹饪的过程中就会损失很多，导致一碗燕窝的蛋白质含量还不如一个鸡蛋。因此，吃燕窝的性价比并不高，除非准妈妈愿意吃且经济条件允许。

除了核桃，这些食物也能补脑

宝宝是否聪明，取决于大脑的发育情况，而现在胎宝宝脑部物质的形成变得愈来愈复杂，除了核桃，准妈妈也可以吃下面这些食物来补脑。

鲜鱼

含有丰富的钙、蛋白质、维生素A、维生素D和不饱和脂肪酸，可以保护准妈妈的心脏，促进胎宝宝大脑发育。

香蕉

堪称极佳的"大脑食物"，除了含碳水化合物，还含有蛋白质、多种维生素以及钾、镁、磷等营养元素。

圆白菜

含有丰富的B族维生素，多吃能很好地预防大脑疲劳。

海带

富含磷、镁、钠、钾、碘等，有很好的健脑作用。

蛋黄

含有卵磷脂等脑细胞发育所需要的营养物质，能给胎宝宝大脑带来活力。

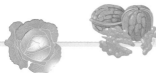

挑鱼攻略，这里有一份

准妈妈应多吃鱼，而且常吃带鱼、黄花鱼等体积小的深海鱼以及鲫鱼、鲤鱼等淡水鱼，少吃体积较大的深海鱼，这些鱼类汞含量较高，食用过多不利于身体健康。

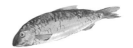

买鱼时，要看鱼体颜色是否鲜亮，鱼鳃是否鲜红而清晰，肉质是否结实有弹性，有无异味等，还要经常变换品种，不要在一段时间内只吃一种鱼。每周350克左右的鱼肉就能基本满足孕期营养需求。

多吃粗粮，补充B族维生素

许多准妈妈不喜欢吃粗粮，只吃精米、精面。长期食用精米或出粉率低的面粉，如富强粉，会造成维生素和矿物质缺乏，尤其是B族维生素缺乏，导致营养失衡。建议准妈妈多吃糙米、燕麦、全麦粉、玉米、南瓜等粗粮，不仅可以补充B族维生素，还能促进胃肠道蠕动，缓解便秘。

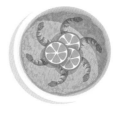

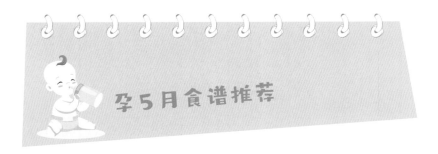

孕5月食谱推荐

本月，准妈妈要重点补充钙和维生素D，以促进胎宝宝骨骼的发育。奶、奶制品、虾和坚果等食物含钙丰富，容易被吸收。

补钙营养餐

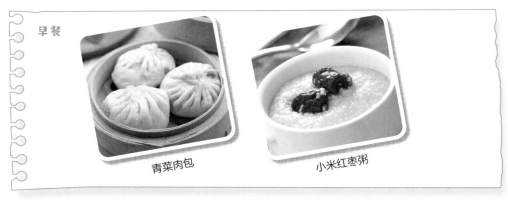

早餐

青菜肉包

小米红枣粥

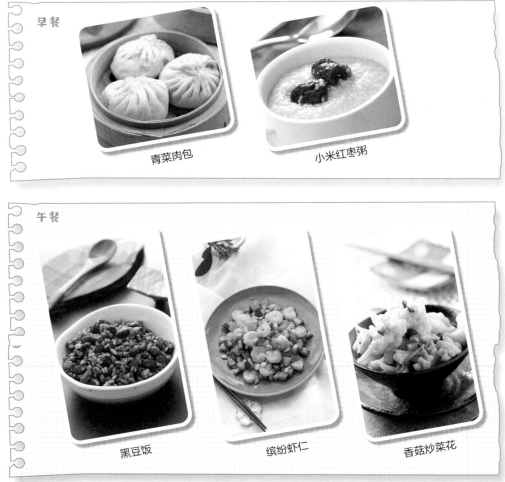

午餐

黑豆饭

缤纷虾仁

香菇炒菜花

日间加餐

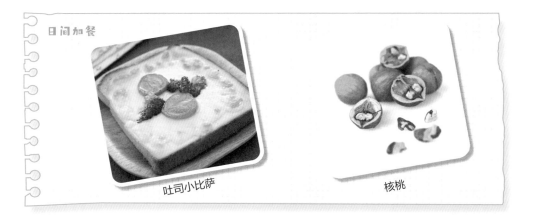

吐司小比萨　　　　　　　　核桃

晚餐

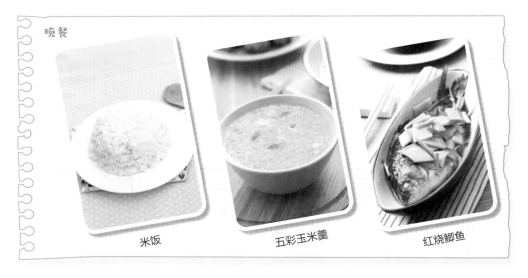

米饭　　　　　五彩玉米羹　　　　红烧鲫鱼

晚间加餐

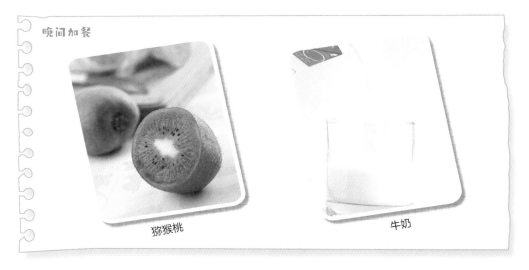

猕猴桃　　　　　　　　　　牛奶

关注生活细节

孕中期，准妈妈身体相对稳定，需要注意的是怎么保养好自己的身体，居家、出行都要注意自我防护，避免孕期疾病。

高跟鞋要换一换了

准妈妈可能会发现，自己的鞋子比以前紧了。这是因为孕期下肢容易发生水肿，准妈妈可以适当活动，避免久坐。这时候要把高跟鞋收起来，换上宽松、舒适的平底鞋、低跟鞋。

上班犯困可以适量喝茶

准妈妈容易犯困，到了下午更是昏昏沉沉，这时候可以喝点茶醒醒脑。绿茶含有维生素、氨基酸、蛋白质等营养元素；红茶的热性比绿茶强，有利于补充身体热量，温胃散寒，提神暖身，准妈妈可以根据自己的身体状况适量饮用。但要注意避免饮用一些活血化瘀的花茶。

另外，喝茶要适量，且不要喝浓茶。茶里含有鞣酸，在肠道内易与食物中的铁、钙结合沉淀，从而影响铁和钙的吸收。

清水清洁私处就好

正常的白带并不会影响准妈妈的身体健康，不必过分清洁。如果使用碱性肥皂、浴液，甚至高锰酸钾、酒精等药品进行外阴清洁，反而会破坏准妈妈自身作为天然屏障的酸性环境，从而引起细菌感染，引发阴道炎。日常只需要用清水洗即可。孕期在同房时，应使用安全套，防止交叉感染、反复感染。

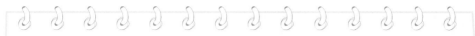

孕期最好不要使用护垫

孕期阴道分泌物增多，有些准妈妈担心不卫生，便开始使用护垫。阴道细菌都是厌氧菌，在没有氧气的情况下就会泛滥。长期使用护垫，加上湿润的阴道环境，反而会加剧细菌的繁殖速度。建议准妈妈选择穿棉质内裤，有利私处"通风透气"。到了孕晚期，准妈妈会出现漏尿的现象，可以根据情况使用护垫，但每1~2小时要更换1次。

这些时候宝宝最爱动

晚上睡觉前
因为准妈妈在这个时间才能静下心来感受胎宝宝的胎动，所以会觉得胎动特别频繁。

吃饭以后
准妈妈体内血糖含量增加，胎宝宝"吃饱喝足"有力气了，胎动会变得较频繁一些。

洗澡的时候
在洗澡时准妈妈会觉得比较愉悦，这种情绪会传达给胎宝宝，胎动会多一点。

听音乐的时候
受到音乐的刺激，胎宝宝会变得喜欢动，这是传达情绪的一种方法。

准妈妈可以坐飞机吗

这一时期准妈妈在身体健康的情况下，可以乘坐飞机。为防患于未然，准妈妈最好征求妇产科医生的意见，进行孕期各项检查，并将自己的体检报告随身携带。如果是怀孕超过32周，但不足35周的准妈妈，乘机要办理乘机医疗许可。怀孕35周（含）以上、预产日期在4周（含）以内、预产期临近但无法确定准确日期、已知为多胎分娩或预计有分娩并发症的准妈妈和产后不足7天者，航空公司一般不予承运。

准妈妈可以开车吗

准妈妈是可以开车的，除了在孕期要更加小心、注意安全驾驶外，还要注意一下安全带的系法。车上的安全带分为横向和斜向两部分，横向部分要注意放在肚子下面，以避免勒住肚子；斜向部分从准妈妈乳房之间穿过，可以避免勒到脖子和肚子。

孕5月运动：腹式呼吸操

为了避免运动导致的脱水，准妈妈最好在运动前喝1杯温开水或果汁，在运动前还可以适当吃一点小零食来避免血糖偏低。如果中途感到疲劳，应停止运动，稍微休息一会儿，并感受胎动情况。准妈妈连续运动15分钟左右，即使不觉得累，也应该休息。

腹式呼吸

腹式呼吸会刺激人体分泌微量的激素，比如多巴胺，让准妈妈心情愉悦，这份好心情也会传递给宝宝。

第一步：盘腿而坐，拉伸背部肌肉，双手放在下腹部。首先呼气，放松双肩，然后用鼻子吸气，待腹部胀满后再用嘴慢慢呼出。如此反复练习2~3次。练习时双肩放松，注意力要集中在呼气上，时间尽量长一些。

第二步：双手分别放在两膝上，身体前倾，一边呼气，一边轻轻向下按压双膝，然后再直起上体，一边吸气，一边慢慢恢复两膝至原来的位置。如此反复练习，注意不要压到腹部。

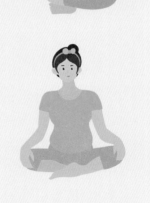

做胎教更聪明

胎宝宝进入了活跃期，而准妈妈也可以清晰地感觉到他的存在了，这个时期如果接受外界的刺激，胎宝宝会储存记忆，一直到出生。准爸妈从本月就可以开始对胎宝宝进行知识胎教了。

一起去郊游

挑个天气晴朗的日子，准爸爸和准妈妈一起到近郊半日游吧，一起出去玩，告诉胎宝宝游玩中遇见的事情，准妈妈看到和接触到的事物都是很好的胎教素材。只要身体和天气条件允许，准妈妈可以尽量外出。

教宝宝认识数字

和胎宝宝一起学习数字的时候，先将要学习的数字制成颜色鲜艳的卡片，卡片的底色与卡片上的字分别采用对比鲜明的颜色，如黑白、红绿等。下面以1和2举例。

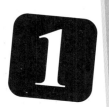

准妈妈凝神注视卡片上的数字，用手指临摹，然后告诉胎宝宝："这个数字念'1'。"重复多遍，然后和胎宝宝一起想想：1像什么？在脑海中联想，棍子、手指、铅笔……越多越好。如果手头上有铅笔或者筷子的话，一边摸一边告诉胎宝宝，这是直的，和"1"挺像的。那么"1"是什么意思呢？"1"就是一个，代表独一无二的意思，好比伸出一根手指，就是"一个"那么多，和一个手掌上的手指数目是不一样的。胎宝宝自己是一个"1"，准妈妈自己也是一个"1"。后面可以用同样的方法，教宝宝学习数字"2"。

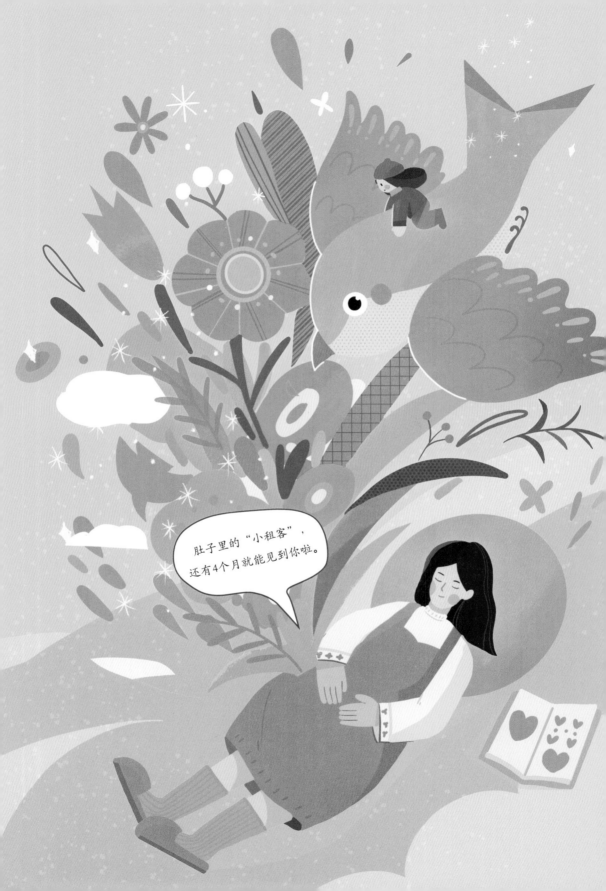

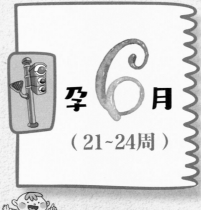

孕6月

（21~24周）

到了孕6月，
准妈妈的怀孕之旅
已经过了一大半。
想必早就已经和胎宝宝
达成了默契，
甜蜜和欣喜已经成为
准妈妈生活中的主题。

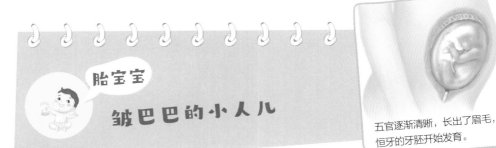

胎宝宝
皱巴巴的小人儿

五官逐渐清晰，长出了眉毛，恒牙的牙胚开始发育。

经过了6个月的发育，胎宝宝不仅体重增加，身上还出现了一层白色的、滑腻的胎脂，这层胎脂让宝宝即便是长期浸泡在羊水中也没事。皱巴巴的皮肤和皮下脂肪都开始迅速生长，并由于色素的沉淀，皮肤越来越不透明。胎宝宝对外界的声音更加敏感，胎动也更明显。

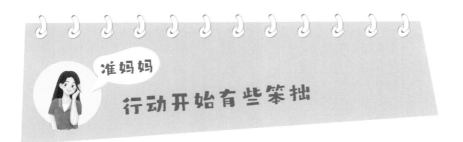

准妈妈
行动开始有些笨拙

身体：腰酸背痛，水肿扰人

腹部越来越重，准妈妈很容易感到疲劳，行动也变得有些笨拙。为了保持平衡，准妈妈经常向后用力，腰痛会更加明显。准妈妈的双腿也会开始水肿，要避免长时间站着。

情绪：压力又变大了

怀着对工作和未来的担忧，再加上恼人的蝴蝶斑、加重的妊娠纹、持续丰满的体态，准妈妈也许又平添许多忧虑。对于身体方面的变化，大约80%的准妈妈只要稍加注意，控制体重，产后及时做好恢复训练，就可以恢复到孕前的身材和体重。建议准妈妈保持乐观的心态，这样对自己和胎宝宝都比较有利。

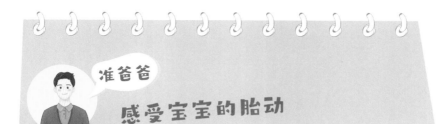

准爸爸
感受宝宝的胎动

准妈妈能感受到胎动后，准爸爸肯定也按捺不住激动的心情，想要一起感受生命的律动。

晚间是感受胎动的好时候

如果准爸爸也想感受小家伙的胎动，可以在一天中胎动频繁的时候陪在妻子身边。晚饭后，准妈妈体内血糖含量增加，胎宝宝也"吃饱喝足"，此时胎动会变得较频繁；睡前也是胎动频繁的时候。这种跳动或踢动一般会持续1~15秒。

充当妻子的按摩师

在整个孕期，准妈妈的身体会出现各种各样的疼痛、僵硬、抽筋等症状，准爸爸要做好准备，充当她的按摩师，帮助缓解妻子的不适。

选择合适的按摩时机

最好在准妈妈沐浴后、临睡前按摩。孕早期只做手臂和腿部的放松，不做针对腰背部的按摩；孕中期可以针对准妈妈身体不适的部位加强按摩，比如腰背部。

不要点按式按摩

采用点按式按摩手法会增加身体的痛感，孕期应避免这种手法，应该采用可以增加身体舒适度和安全性的线状和片状按摩手法。

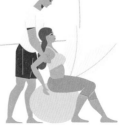

提前了解产检知识

除了常规检查，准妈妈在这个月还要经历B超"大排畸"检查，排查胎宝宝有无结构性畸形。对宫高和腹围的测量，也能够帮助准妈妈了解胎宝宝的生长发育状况。

孕6月产检项目清单

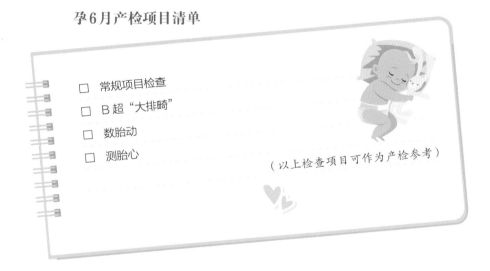

☐ 常规项目检查

☐ B超"大排畸"

☐ 数胎动

☐ 测胎心

（以上检查项目可作为产检参考）

B超"大排畸"查什么

B超"大排畸"检查一般在孕20~24周进行，也是本月最重要的检查，需要用超声仪对胎宝宝主要组织结构和脏器进行观察，检查是否存在结构畸形。此外，这类检查还会关注胎宝宝的大小与准妈妈停经孕周是否相符，检查胎宝宝位置、胎盘位置、脐带情况、羊水量等。需要注意的是，大排畸是否顺利和胎宝宝当前的姿势有很大关系，不少准妈妈要多做几次才能获得比较精确的结果。

● 通过大排畸检查不意味着一切正常

虽然医生会对胎宝宝进行全身检查，但并不代表所有异常都能被发现，比如胎宝宝的耳朵、手指和脚趾的数量、外生殖器等，都不是必须要检查的内容。不仅如此，类似胎宝宝听力和代谢缺陷等，也是B超排畸检查无法获知的。因此，准妈妈需要做好每一次产检，以便及时发现问题，及时干预治疗。

● 结果异常要理性看待

哪怕是结果不太乐观，或者医生建议进一步做"遗传咨询"，也不一定说明胎宝宝就会有很严重的问题。准爸妈需要快速冷静下来，请医生对相关的异常进行评估。有些异常表现可以通过后期干预进行改善或治愈。例如较小的心脏室间隔缺损在宝宝出生后2~3年就会自动闭合，如果不能闭合也可以通过手术治愈。当然，如果同时出现几项异常时，还是建议配合做羊膜腔穿刺术，来排查胎宝宝是否出现了染色体异常。

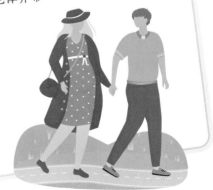

读懂B超报告单

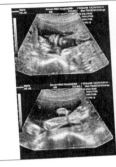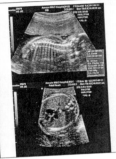

超声所见：

胎儿：头部 BPD 5.7厘米　　　HC 21.4厘米　　LV 0.4厘米

　　　　　AC 19.0厘米　　　　HC/AC 1.13

　　　　　FL 4.1厘米　　　　　脐动脉 S/D=3.28

胎心率：154次/分

羊水：最大深度5.7厘米

胎盘：位于子宫前壁，下缘位置不低

胎盘

胎盘位置在子宫的宫底、前壁、后壁、上部、中部都属正常，形态圆形或椭圆形、清晰为正常。

脐带

如果在胎宝宝的颈部见到脐带影像，可能为脐带绕颈。

羊水深度

羊水2~8厘米为正常，羊水过多或过少都是异常的。

BPD（双顶径）

是胎宝宝头部左右两侧之间最宽部位的长度。孕5月以后，双顶径基本与怀孕月份相符合。足月时，应达到9.3厘米或以上。

HC（头围）

是测量胎头一周的长度数值，用于确认胎宝宝的发育状态。

S/D指数（脐动脉收缩压与舒张压的比值）

正常情况下，随着孕周增加，S下降，D升高，比值下降。

AC（腹围）

也称腹部周长，测量的是胎宝宝腹部一周的长度。

FL（股骨长）

大腿骨的长轴，用于推断孕中、晚期的妊娠周数。

LV（侧脑室）宽度

正常应在1厘米以下，1~1.5厘米算轻微危险，1.5厘米以上有积水风险。

三维彩超和四维彩超都能排畸

　　简单来说，普通B超就像黑白照片，彩超就是高清晰度的黑白照片加上彩色多普勒。三维彩超的颜色是土黄色，而四维彩超就像是用摄像机拍摄的。三维彩超和四维彩超都能排畸，但四维彩超一般需要提前预约，万一准妈妈没有及时预约上，用三维彩超也能看清胎宝宝的模样。

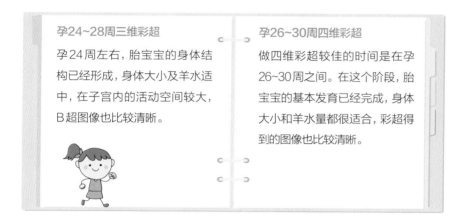

孕24~28周三维彩超

孕24周左右，胎宝宝的身体结构已经形成，身体大小及羊水适中，在子宫内的活动空间较大，B超图像也比较清晰。

孕26~30周四维彩超

做四维彩超较佳的时间是在孕26~30周之间。在这个阶段，胎宝宝的基本发育已经完成，身体大小和羊水量都很适合，彩超得到的图像也比较清晰。

脐带绕颈不可怕

　　B超"大排畸"时，有一项检查是脐带情况。脐带是连接准妈妈和胎宝宝的纽带，也是胎宝宝的生命线。因此，当准妈妈发现胎宝宝出现脐带绕颈的情况时，往往会非常担心。

　　其实，脐带绕颈的发生率可达15%~34%。绕1圈的情况最为常见，绕2圈的情况发生概率为2%~7%。脐带本身有伸缩性，不会影响到胎宝宝的健康，准妈妈不必为此增加产检内容。准妈妈只要认真数胎动，及时做产检，注意睡觉侧卧等，就可以预防或者减少脐带绕颈带来的不良后果。

宫高、腹围因人而异

做产前检查时，准妈妈每次都要测量宫高及腹围，以估计胎宝宝的发育情况和体重。医生通常还会同时进行四位触诊，判断胎宝宝的胎位，是头位、臀位，还是横位。但这个时候的胎位也不一定是最终的胎位，胎宝宝还会继续活动，准妈妈也不用太过担心。在两次产检之间，准爸爸可以帮准妈妈每周测一次宫高、腹围。

● 宫高的测量

将软尺放在肚脐上，从下腹耻骨联合处至子宫底间的长度为宫高。

● 腹围的测量

用软尺测量平脐部到环腰腹部的长度，就得到腹围。如果连续2周腹围没有变化，准妈妈需立即去医院检查。

孕周、宫高与腹围变化表

妊娠周数	大概宫高位置	宫高范围/厘米	腹围范围/厘米
满20周	肚脐下1横指	15.3~21.4	76~89
满24周	肚脐上1横指	22~25.1	80~91
满28周	肚脐上3横指	22.4~29	82~94
满32周	肚脐与剑突（胸骨下端）之间	25.3~32	84~95
满36周	剑突下2横指	29.8~34	86~98
满40周	肚脐与剑突之间	30~34	89~100

不少准妈妈在家量了腹围后，跟标准表一对照，发现不对，就开始担心胎宝宝发育不好，有的甚至特地去医院做检查。实际上，排除测量误差，腹围的增长情况不可能完全相同。这是因为怀孕前每个人的胖瘦不同，腹围也不同。有的准妈妈在孕后体重迅速增加，腹部皮下脂肪较快增厚，腰围、腹围增长都比别人快；有的准妈妈妊娠反应较重、进食少，早期腹围增加不明显，等到反应消失、体重增加后，腹围才开始明显增加。这些都是正常情况。

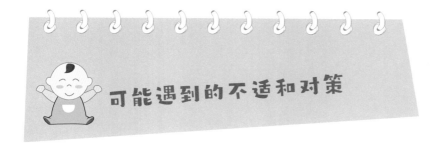

可能遇到的不适和对策

孕期不适是让准妈妈头疼的问题，而准妈妈需要做的就是：兵来将挡，水来土掩。

胎盘前置要留意出血

胎盘前置是胎盘附着在子宫下段或宫颈口处，极容易引起出血或早产。其主要症状是阴道出血，此种出血不伴随疼痛感，因此很容易被忽视。到了孕中期，一旦有不明原因的出血，建议准妈妈马上去医院检查。准妈妈平时要注意避免搬重物，不过度运动，随时注意胎动。

孕早期已经确定为胎盘前置状态的准妈妈，只要不做剧烈运动，一般孕7月后随着子宫位置上升，情况会有所好转。如果情况没有好转，准妈妈就要特别注意预防大出血和早产等情况。

呼吸困难，可以这样缓解

到了孕中期，60%~70%的准妈妈稍微动一下就会气喘吁吁。这是由于准妈妈体内循环的血流量逐渐增大，心脏负荷变大，增大的子宫也会压迫到肺和其他器官，器官功能受影响，就会引起不适。

虽然呼吸困难是孕期常见现象，但如果伴随着咳嗽、胸痛、发热等症状，还是要警惕妊娠合并哮喘、肺炎、肺栓塞等疾病。如果呼吸不畅的情况持续得久且症状严重，需要尽快就医。正常情况下，准妈妈可以试着通过以下方法来缓解。

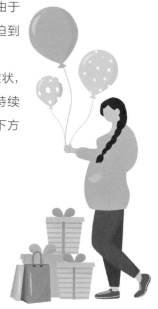

1. 选择宽松的衣服。

2. 呼吸困难时，举起双臂，舒展身体，增加胸廓的容积。

3. 采用鼻吸口呼的呼吸方法，注意不要张嘴大口呼吸，这样容易过度换气。

4. 采用侧卧位睡觉。

5. 避免长时间过度活动，每次保持在30分钟左右。

准妈妈呼吸困难会影响到胎宝宝吗

有些准妈妈可能担心自己呼吸不适会影响到胎宝宝的呼吸，其实这样的情况一般不会出现。在孕激素的作用下，准妈妈吸进的气量要多于需求量，即便是胸闷气短，去医院检查后，也会发现血氧浓度其实并不低。如果准妈妈存在中重度贫血，反而有可能影响到血液携氧能力。

孕期痔疮以保守治疗为主

很多准妈妈到了孕中晚期都会遭受痔疮的"折磨"。应对痔疮是一场持久战，建议多喝水，多吃膳食纤维含量高的食物，养成定时排便的习惯。准妈妈每次排便后，最好用温水清洗肛门，保持洁净的同时促进肛门局部的血液循环。使用软膏栓剂时，要避免使用一些含有类固醇和麝香的药物。

区分正常水肿和异常水肿

孕期水肿是由于胎宝宝发育、子宫增大压迫下肢引起的，属于生理性水肿，准妈妈及时卧床休息、适度按摩就可以减轻症状。

但如果卧床休息后仍不消退，称为妊娠水肿，当准妈妈的体重每周增长超过500克，就有可能出现妊娠水肿。妊娠水肿通常由妊娠期高血压、妊娠期肾脏疾病导致。水肿一般从踝部开始，后面会逐渐上升至小腿、大腿、腹部至全身。准妈妈会因此感到相当疲惫，建议早就医。

手腕刺痛和麻木，试试这样做

有些准妈妈感到手指和手腕刺痛麻木，有时从手腕到整个肩膀都在疼痛，手使不上力、握不紧拳，这就是"腕管综合征"。腕管综合征是由体内激素变化引起的，宝宝出生后就能得到有效缓解。以下方式可以缓解不适。

● 避免劳累

准妈妈应注意白天不要太劳累，不要提重物。

● 抬高手腕

使用电脑时多注意手的姿势；上班时升高办公椅，让手腕能垂下来放在办公桌上，打字的时候手腕比手指高；拿鼠标时让手腕自然放平，稍稍向下弯曲一些，或者在手腕下面垫一个腕托。

● 按摩疗法

一只手紧握另一只手的手腕，打着圈按摩。这样做有助于减轻充血症状，缓解不适。

● 睡前热敷

腕管综合征多在夜间发病，准妈妈睡前可以用毛巾热敷或将双手放在温热水中浸泡10分钟，可减轻局部刺激和疼痛。如果疼痛特别厉害，可以咨询医生能不能用针灸缓解。

营养与饮食

孕6月可以侧重增加骨骼生长发育所需的营养，并为胎宝宝储备脂肪做准备。本月，大多数准妈妈都会出现胃胀、消化不良的现象，可喝些低脂酸奶进行改善。

孕6月体重管理

到了本月末，胎宝宝会长到27厘米，体重约500克，差不多是3个苹果的重量。准妈妈每周体重增加不宜超过350克，判断自己是不是营养过剩或营养不良，要依据体重、宫高、腹围这三个方面综合衡量。

关键营养素

铁

准妈妈的新陈代谢加快，营养需求也日益增长，相当一部分数量的铁元素将贮存于胎宝宝的肝脏内，准妈妈自身也需要储备铁来预防分娩失血和供产后哺乳所需。含铁丰富的食品首推动物性食物，特别是红肉、动物肝脏及动物血。

建议每日摄取量：
24毫克。

维生素B$_{12}$

维生素B$_{12}$是准妈妈预防贫血必需的营养素，还有助于防治胎宝宝神经损伤。通常情况下，准妈妈从肉类等动物性食品中摄取的维生素B$_{12}$足以满足需求。推荐食物有猪肝、鸡肝、牛肉、青鱼、比目鱼、虾、鸡蛋、牛奶、奶酪等。

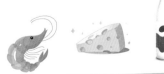

蛋白质

现在胎宝宝的身体器官在迅速发育，蛋白质作为造就躯体的原材料，是必不可少的。中国营养学会建议，准妈妈在孕中期，最好每天喝300~500克牛奶，鱼、禽、畜及蛋类每日增至150~200克。

建议每日摄取量：
70克。

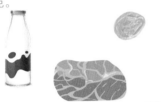

脂肪

孕5月以后，胎宝宝的大脑进入发育高峰期。脂肪是构成脑组织极其重要的营养物质，此时必须重视优质脂肪的摄入。鱼、坚果、植物油中含有的不饱和脂肪酸，其实是非常有益于胎宝宝大脑发育的物质。

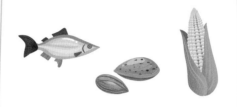

膳食纤维

准妈妈摄入足够的膳食纤维，能增强自身的免疫力，保持消化系统的健康。除了防治便秘，膳食纤维还能延缓身体对碳水化合物的吸收，可以降低血糖，预防妊娠期糖尿病。膳食纤维在蔬菜、水果、五谷杂粮、豆类及菌藻类食物中含量丰富。准妈妈可以多吃一些全麦制品、绿叶蔬菜、豆类、薯类等。此外，根菜类食物中膳食纤维也较多，如牛蒡、胡萝卜等。

建议每日摄取量：
25~35克；
超重或有便秘症状的准妈妈每日摄取量：
30~35克。

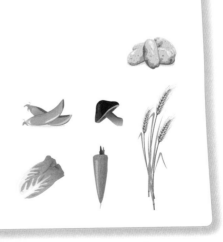

警惕冰箱里的李斯特菌

李斯特菌是一种耐低温的致病菌，常存在于冰箱中，一般会通过未加热的冷冻食品、冷藏的加工肉类、未清洗的蔬菜、牛奶等传播。夏天是李斯特菌的流行季节。感染李斯特菌有可能对胎宝宝造成巨大影响，准妈妈要注意保持冰箱的清洁，使用保鲜盒、保鲜膜保存食物，冰箱中拿出的食物要彻底做熟，尽量不要食用隔夜菜。

盐不是唯一的调味品

孕期控制盐的摄入，应视自身情况而定。有些准妈妈平时吃得就很清淡，再强调低盐，会导致食欲缺乏甚至妨碍电解质平衡；有些准妈妈平时口味重、吃盐较多，则必须在孕中后期控制盐分的摄入。

准妈妈形成低盐饮食习惯，有利于将来宝宝养成良好饮食习惯，也有助于减轻自己的肾脏负担，降低水肿发生的概率。准妈妈可以参考以下做法。

- 把每天所需用盐量准备好，一般以 5 克为宜，每次做菜从中取用，用完不追加。
- 做菜时加少量酱油，比单纯用盐的味道要好一些。
- 巧妙运用醋、柠檬、番茄等做调料，既可以少用盐，还能提升菜的味道。
- 利用食材本身的香味来调味，如香菜、芹菜、青蒜苗等。
- 可以把花生、芝麻等富含脂肪的食材捣碎，混在菜里，以增香调味。
- 利用鱼汤、肉汤等高汤烹调菜肴，可以减少酱油和盐的用量。

茼蒿可以缓解水肿和便秘

茼蒿富含膳食纤维和镁、钾等矿物质，能调节体内的水钠代谢，帮助准妈妈缓解水肿；还有助于促进肠道蠕动，达到通便利肠、预防便秘的目的。

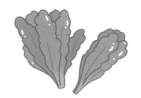

吃海带补碘也要悠着点

吃海带是补碘的好方法，但是食用过量也会带来风险，准妈妈每天食用海带最好不超过20克。烹饪海带时，可以将其与肉类或贝类清煮做汤，也可以做成清炒海带、海带肉丝等菜，直接凉拌也是不错的选择。

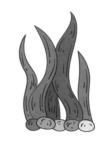

鱼肝油吃多少，医生说了算

鱼肝油中含有丰富的维生素D，对于胎宝宝的骨骼发育必不可少，能够促进钙质吸收。怀孕6个月以上的准妈妈，如果补钙一直没有效果，可以适量补充维生素D。维生素D属于脂溶性维生素，大量服用会发生蓄积中毒。所以，如果服用鱼肝油，最好遵医嘱。准妈妈也可以经常到户外晒晒太阳，通过紫外线照射皮肤，来自身制造维生素D。

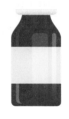

孕期大鱼大肉并不是好事

自从公布怀孕的喜讯，家中的长辈们是不是经常会跟准妈妈说要吃这个、要吃那个？但是准妈妈一定要注意，大鱼大肉地补，不仅不利于控制体重，还很容易导致急性胰腺炎、急性脂肪肝、急性胆囊炎等疾病，得不偿失。

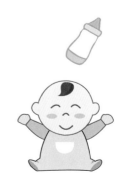

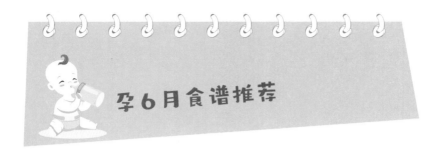

孕6月食谱推荐

本月，胎宝宝对铁、锌、维生素的需求继续增加，准妈妈应多吃一些瘦肉、鸡蛋、动物肝脏、鱼及强化铁质的谷类食品，也要多吃一些富含维生素C和膳食纤维的果蔬。

补铁营养餐

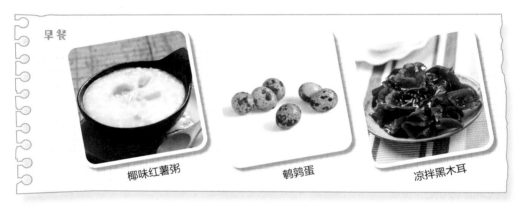

早餐

椰味红薯粥

鹌鹑蛋

凉拌黑木耳

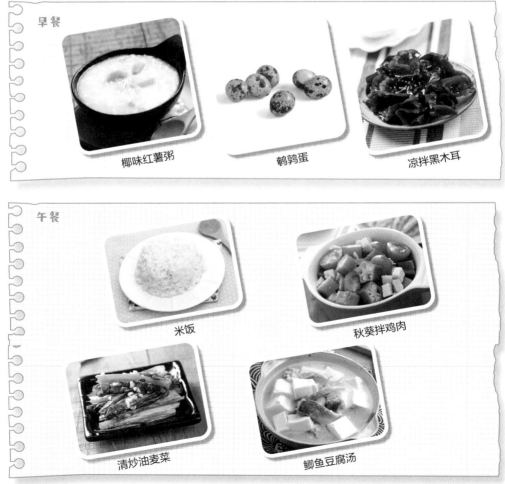

午餐

米饭

秋葵拌鸡肉

清炒油麦菜

鲫鱼豆腐汤

日间加餐

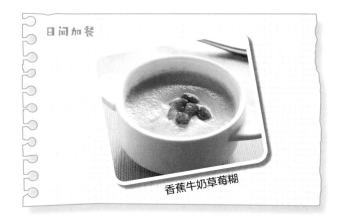

香蕉牛奶草莓糊

晚餐

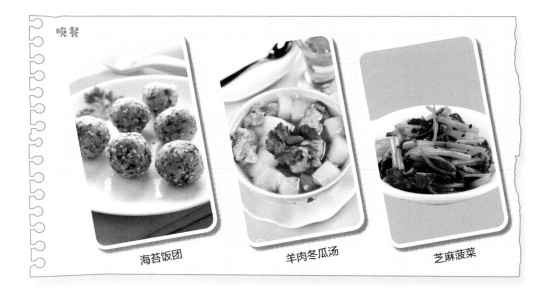

海苔饭团　　　　　羊肉冬瓜汤　　　　　芝麻菠菜

晚间加餐

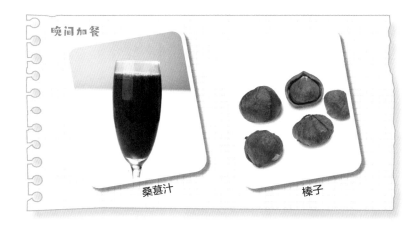

桑葚汁　　　　　　　　　榛子

关注生活细节

很多准妈妈反映,怀孕后不仅身体沉重,行动迟缓,脑子好像也不怎么灵光了,经常出现丢三落四、反应慢等现象。

"我"是"孕傻"了吗

激素的作用可能会带来短暂的健忘、认知能力下降等,但这只是因为准妈妈的身体尚未处在最佳状态。产后由于身体尚未恢复,又要照顾孩子,加上疲惫缺觉等,妈妈健忘的情况还会持续一段时间。这种变化在家庭生活走上正轨后就会得到好转,还请准妈妈们不要为此消沉。以下是应对"孕傻"的4个小策略。

1. 认可并接受自己的身体和精神状态,不要给自己"我不行""我变傻了"的暗示,否则容易让准妈妈对自己、对胎宝宝,甚至对怀孕这件事都产生抗拒和厌恶。

2. 劳逸结合,一些富有挑战性的工作,暂时停止吧。

3. 保证充足的睡眠和休息,充沛的精力能够提高注意力。

4. 养成随手记笔记的习惯,可以随身携带记事本或在手机上记录。

有研究表明,记忆力和认知能力下降更容易出现在产前抑郁的准妈妈身上,因此,准妈妈身边的人不要一味地否定其身体和精神状态,多给予善意的理解与肯定,也可以降低准妈妈抑郁的风险。

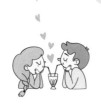

孕期招蚊子怎么办

如果正值盛夏，准妈妈可能会因为激素作用导致汗腺的分泌增加，更容易出汗，使体味变得重，更容易招蚊子。对准妈妈来说，驱蚊首选物理方式，比如穿长袖、长裤、使用蚊帐，也可以使用成分安全的驱蚊液。

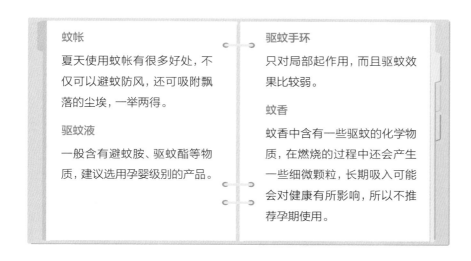

蚊帐

夏天使用蚊帐有很多好处，不仅可以避蚊防风，还可吸附飘落的尘埃，一举两得。

驱蚊液

一般含有避蚊胺、驱蚊酯等物质，建议选用孕婴级别的产品。

驱蚊手环

只对局部起作用，而且驱蚊效果比较弱。

蚊香

蚊香中含有一些驱蚊的化学物质，在燃烧的过程中还会产生一些细微颗粒，长期吸入可能会对健康有所影响，所以不推荐孕期使用。

孕6月运动：提肛运动和肩背运动

随着胎盘的形成，流产风险降低，准妈妈可以增加一些运动量。但切记不要做剧烈的运动，也要避免过高或过低体位的运动。

● 预防痔疮，提肛运动做起来

孕中期开始，便秘和痔疮往往会找上准妈妈，这里教大家一个预防痔疮的好方法：多做提肛运动。收紧会阴，像憋住大小便那样，5~10秒钟后放松，重复10次。这个简单的运动随时随地可以做，不仅可以预防痔疮，缓解尿频、尿失禁的症状，而且还有助于分娩。

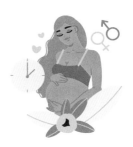

● 动一动，肩背更轻松

随着胎宝宝日益增大，准妈妈颈肩和背部的负担也会越来越大。此时可以适当做一些慢节奏的运动，放松全身的肌肉，缓解酸痛。

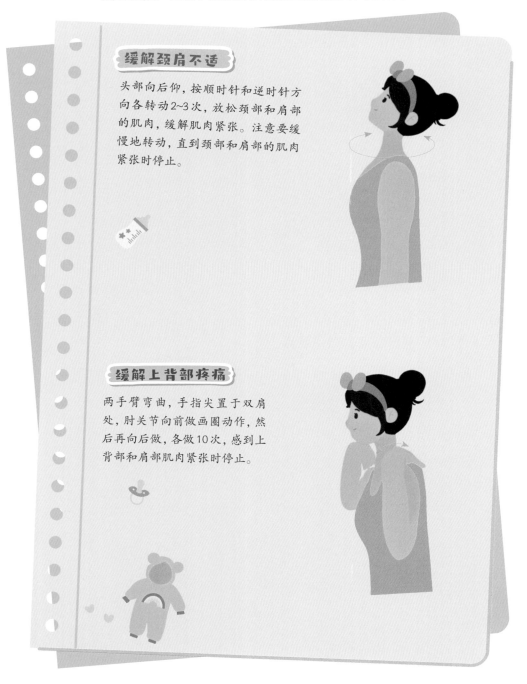

缓解颈肩不适

头部向后仰，按顺时针和逆时针方向各转动2~3次，放松颈部和肩部的肌肉，缓解肌肉紧张。注意要缓慢地转动，直到颈部和肩部的肌肉紧张时停止。

缓解上背部疼痛

两手臂弯曲，手指尖置于双肩处，肘关节向前做画圈动作，然后再向后做，各做10次，感到上背部和肩部肌肉紧张时停止。

做胎教更聪明

生活中的美无处不在，准妈妈可以带着胎宝宝一起去发现、捕捉那些美好。不方便远行的话，准妈妈可以通过看旅游风景纪录片、地理画册和优美的油画来获得美的感受。

给胎宝宝美的感受

令人赏心悦目的绘画和照片能给准妈妈带来优美的视觉享受，还能带来轻松愉悦的精神满足，这份快乐也能感染肚子里的胎宝宝。经典的西方名画、意蕴深远的国画、艺术感十足的摄影作品、可爱活泼的儿童涂鸦等，都可以作为美学胎教的内容。

准爸妈可以一起走进美术馆，实地欣赏美术展品，这会带来更加直观的审美感受。准妈妈可以尝试像讲解员一样对胎宝宝讲述展览的作品，与胎宝宝分享美的体验。

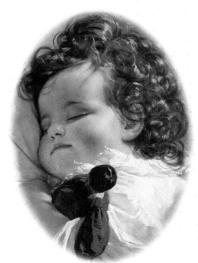

瞧瞧画中正熟睡的小宝贝，怀里抱着心爱的玩具，小嘴微微嘟着，甜甜的笑容荡漾在脸上，应该是正做着美梦呢！

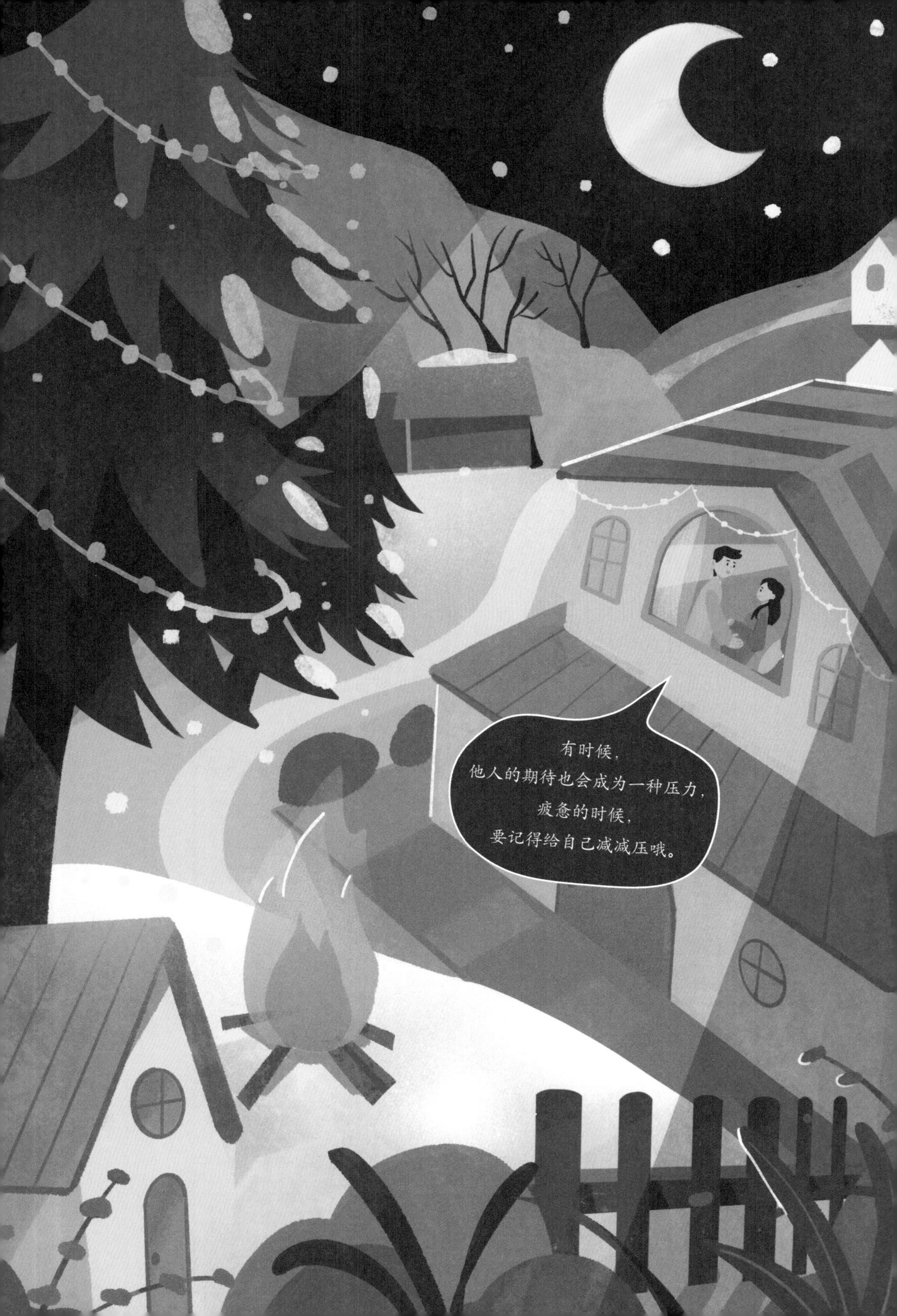
有时候，
他人的期待也会成为一种压力，
疲惫的时候，
要记得给自己减减压哦。

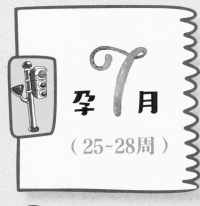

孕 7 月

（25~28周）

准妈妈在户外散步时，

胎宝宝能感受到光线明暗的变化；

当准爸妈聊天时，

胎宝宝也能听到声音；

当准爸爸趴在妻子的孕肚上，

胎宝宝有时还会轻轻踢一脚。

由于胎宝宝越来越大，

孕期生活也变得更辛苦，

但所幸，母子都会平静度过这

段时间。

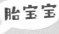

胎宝宝
开始做美梦了

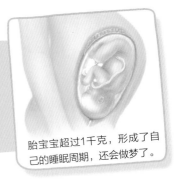

胎宝宝超过1千克，形成了自己的睡眠周期，还会做梦了。

现在胎宝宝的体重稳定增长，到月末能够到1千克以上。本月，胎宝宝的大脑细胞迅速增殖分化，大脑皮质出现特有的沟回。此时，胎宝宝对于光线和声音也更加敏感，味蕾也在形成，肺叶还没发育完全，但已经在努力练习呼吸了。

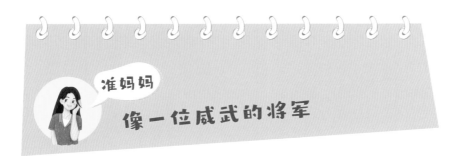

准妈妈
像一位威武的将军

身体：肚皮上出现胎动的"痕迹"

由于胎动幅度增大，准妈妈的肚子上常会出现凹凸不平的胎动"痕迹"。准妈妈会觉得更加疲倦，睡眠也变差了。脸上和身上的斑纹也更加明显，身上的体毛也会变得更粗、更黑。这些都会在生完宝宝后恢复正常。

情绪：有时候，也会想要逃开这一切

准妈妈愈发担心将来分娩是否顺利，胎宝宝发育是否正常，甚至常常会有想要逃避的想法，其实这是很正常的。为了缓解坏心情，准妈妈可以试试倾诉、唱歌、运动、冥想等，这些都是转移自己注意力、放松精神的好方法。

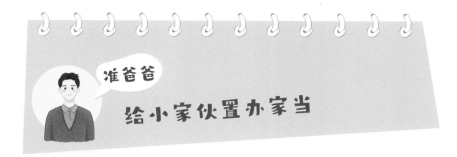

准爸爸

给小家伙置办家当

孕中期走向尾声，准妈妈可能会感到头晕、倦怠、尿频。准爸爸在关照准妈妈的生活起居和情绪的同时，也要看顾好自己的情绪。

准爸爸也会出现"妊娠反应"

很多准爸爸会出现一定程度的"假妊娠"：恶心、呕吐、腹部疼痛和情绪波动。同情（希望体会准妈妈的痛苦）、焦虑（担心准妈妈、担心成为爸爸而产生压力）、嫉妒（感觉自己被冷落），这些情绪都可能引起一些不适的症状。这不是阴差阳错的母性错乱，而是天性赋予的本能。请准爸爸放心并放松，所有症状都会在妻子分娩后消失。

给宝宝添置生活物品

在等待宝宝降生的日子里，准爸妈最好开始提前置办宝宝的家当，想象着宝宝即将在小床中安睡，花钱也变成了幸福的事。挑选婴儿用品是一件伤脑筋的事，只有少数物品是必需的，在宝宝出生前，需要备齐以下物品。

床上用品类	洗护用品类
婴儿床、包被、睡袋、床单、隔尿垫等。	婴儿洗发液、婴儿沐浴露、润肤产品、护臀霜、毛巾、浴巾等。
服装类	**日常用品类**
上衣、裤子、连体衣、口水巾、帽子、袜子等。	尿布、纸尿裤、婴儿纸巾等。
喂养用品类	**外出用品类**
奶瓶、奶嘴、奶瓶刷、奶瓶清洗剂等。	婴儿车、安全座椅、婴儿背带等。

提前了解产检知识

这个月，准妈妈要注意休息，尽量少去人多的地方。如果发现胎位不正，可以在医生的指导下做一些矫正胎位的活动。这一阶段也要及时做妊娠期糖尿病筛查，判断自己是不是一个"糖妈妈"。

孕7月产检项目清单

☐ 常规项目检查

☐ 进行葡萄糖耐量试验，检测是否存在妊娠期糖尿病

☐ 检查子宫大小与高度，检查体重及血压，验尿

☐ 检查皮疹、静脉曲张、水肿等；如有必要，检查血色素及血细胞比容

☐ 必要时，可通过超声检查胎宝宝情况

（以上检查项目可作为产检参考）

妊娠期糖尿病检查

孕24~28周，即孕7月，准妈妈需要做口服葡萄糖耐量试验来进行糖尿病筛查。妊娠期糖尿病发病率在15%左右，患病后可能会导致羊水过多、巨大儿等问题，严重者还会影响胎盘功能。因此，及时做糖尿病筛查有利于降低准妈妈的生育风险。

糖耐量试验一般在早上进行。具体流程为：测空腹血糖（静脉抽血）→50克葡萄糖溶水→5分钟内喝完→再次抽血，得出结果。

准妈妈在检查前需要空腹8~12小时，因此，抽血前一天晚上10点之后就不要再进食了。检查当天早晨，不能吃东西、喝饮料、喝水。为防止低血糖，准妈妈可以随身携带零食和饮料，做完检查后及时补充能量。

75克葡萄糖耐量试验

如果50克葡萄糖耐量检查显示结果异常，准妈妈要再进行75克葡萄糖耐量试验。75克葡萄糖耐量试验也要在早上空腹采血检查，然后口服葡萄糖。喝糖水时慢慢喝，喝完之后保持休息状态不活动。从喝第1口时开始计时，1小时、2小时后抽血查血糖，结果中有任何1项大于正常值，即可诊断为妊娠期糖尿病。

糖尿病筛查检验报告单示例

| | | | | 姓名：
NAME： | 性别：女
SEX： | 年龄：岁
AGE： | 临床诊断：
CLI. IMP： | 编号：
LAB. NO： |
| | | | | 科别：
DEPT． | 床 号：
BED NO： | 住院/门诊号：
I.P./O.P. NO： | | 标本：
SPECI． |

分析项目		结果	参考范围	单位
			<5.1	mmol/L
糖耐量空腹	Glu	4.84	<10	mmol/L
服糖后1小时	Glu	8.85	<8.5	mmol/L
服糖后2小时	Glu	8.13	<6.8	mmol/L
服糖后3小时	Glu	6.57		

糖耐量空腹

正常情况下，空腹血糖值小于或等于5.1毫摩/升，如果小于2.8毫摩/升，就是低血糖。

服糖后1小时

口服葡萄糖后1小时内血糖水平迅速上升，正常情况下要小于或等于10.0毫摩/升。

服糖后2小时

服用后2小时血糖小于或等于8.5毫摩/升。

可能遇到的不适和对策

如果血糖异常，准妈妈就要及时调整饮食方案，科学控糖。本月如果遇到意外情况，且无法自行处理，准妈妈一定要立即就医，避免遗憾。

妊娠期糖尿病这样控糖

有些准妈妈一旦发现自己得了妊娠期糖尿病，就会开始紧张地控制体重和血糖，甚至每天只吃2顿，不再摄入碳水化合物了。最后，体重和血糖下降了，胎宝宝的体重也不增长了。要知道，有时候过度控制体重对胎宝宝的危害比患妊娠期糖尿病还严重。

● 饮食控制是关键

调节饮食是控制妊娠期糖尿病的关键。这里推荐准妈妈吃血糖生成指数（GI）在55以下的食物，当GI在75以上时，该食物为高GI食物，容易引起血糖升高。很多糖妈妈通过少食多餐，以及把高GI食物换成同类低GI食物，就能把血糖控制住。高GI食物主要包括：粉条、白米饭、面条、果脯等；低GI食物主要包括藕、豆腐、牛奶、玉米、花生等。此外，准妈妈还可以多吃杂粮、绿叶菜、瓜茄类蔬菜，保证优质蛋白的摄入，控制主食、高糖水果、糖、油脂的摄入。

● 运动也很有帮助

建议准妈妈采用有氧和抗阻运动相结合的运动方式。适合准妈妈的有氧运动包括快走、游泳等；抗阻运动则可以尝试小哑铃、孕妇瑜伽等，准妈妈最好根据自己的实际情况，选择运动以及运动强度。频率保持在每周2~3次，每次10~30分钟。

● 注意监测每日血糖

建议"糖妈妈"备上一台血糖仪，方便检测每日血糖情况。一般来说，日常空腹血糖小于5.3毫摩/升，餐后2小时血糖小于6.7毫摩/升。准妈妈可以根据每次的检查结果继续调整饮食、运动、作息。

学会辨别真假宫缩

从孕28周开始，准妈妈会觉得肚子偶尔一阵阵地发硬发紧，这是正常的假宫缩现象，不必太担心。在准妈妈疲劳、兴奋之际，都容易出现假宫缩。

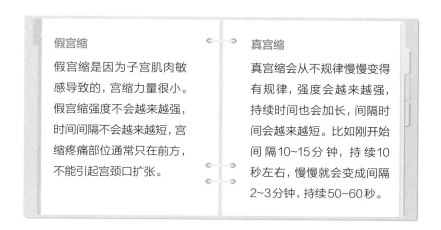

假宫缩

假宫缩是因为子宫肌肉敏感导致的，宫缩力量很小。假宫缩强度不会越来越强，时间间隔不会越来越短，宫缩疼痛部位通常只在前方，不能引起宫颈口扩张。

真宫缩

真宫缩会从不规律慢慢变得有规律，强度会越来越强，持续时间也会加长，间隔时间会越来越短。比如刚开始间隔10~15分钟，持续10秒左右，慢慢就会变成间隔2~3分钟，持续50~60秒。

● **需要做**

如果出现假宫缩，准妈妈可以通过散步、改变姿势、洗个热水澡、做个深呼吸等方式缓解不适感。此外，脱水也容易引起假宫缩，准妈妈可以喝上几杯温开水。

● **不要做**

不建议准妈妈经常抚摸和刺激腹部，会引起宫缩。如果出现了频繁宫缩还伴有强烈的腹痛，让准妈妈感觉坐立难安，就要去医院就诊。此外，如果准妈妈怀孕尚未满37周，1小时之内出现4次或4次以上的宫缩，或出现破水、阴道出血、腹痛等早产的迹象，也要立即去医院。

胎动突然减少或加剧应注意

如果突然感觉胎动有变化，可能与胎宝宝处于睡眠状态、准妈妈低血糖或使用了镇静剂等药物等有直接关系。此外，准妈妈如果发热，体温持续过高（超过38℃），胎盘、子宫的血流量会减少，胎宝宝就会变得安静许多。

如果原本活泼的胎宝宝突然变安静，或者原本安静的胎宝宝突然躁动不安，每小时胎动小于3次或2小时内小于10次，则有可能是宫内缺氧，应及时就医。

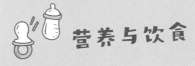

营养与饮食

本月，准妈妈可能会面临血压、血糖偏高的风险。日常饮食以清淡为佳，少吃动物性脂肪，减少盐分的摄入，保持饮食的多样化。

孕7月体重管理

胎宝宝长到32厘米，体重约1千克，有一个柚子那么大了。从这个月开始，准妈妈的体重增长会很迅速，一直到分娩，体重有可能增加5~6千克。

关键营养素

蛋白质

准妈妈补充优质蛋白既能满足自身的营养需要，又对胎宝宝大脑发育非常重要。每天摄取动物性蛋白质和植物性蛋白质各占一半较好。肉类、乳制品、豆类、谷类、坚果等都很不错。此外，因营养不良引起水肿的准妈妈，更要注意优质蛋白的摄入。

建议每日摄取量：
70克。

脂肪

每天2个核桃、25克植物油，再加上肉、蛋、奶中所含的脂肪，基本就可以满足本阶段准妈妈对于脂肪的需求。推荐食物有：各种油类，如花生油、大豆油、橄榄油、香油等；肉类，如牛肉、羊肉、猪肉、鸡肉等；蛋类，如鸡蛋、鸭蛋等；坚果类，如花生、核桃、芝麻等。

建议每日摄取热量：
2250千卡（约9414千焦），
脂肪占20%~30%。

B族维生素

B族维生素除了叶酸，还有几位重要成员，如维生素 B_1、维生素 B_2、维生素 B_6、维生素 B_{12} 及烟酸、泛酸等。由于受到孕期激素的影响，准妈妈往往情绪波动比较大，而B族维生素能够缓解准妈妈的紧张情绪，促进胎宝宝神经系统的发育。

维生素 B_1 的食物来源：
燕麦、糙米、南瓜子仁、花生、猪瘦肉、羊肉、牛奶等。

维生素 B_2 的食物来源：
奶类及其制品、动物肝脏与肾脏、蛋黄、黄鳝、芹菜、蘑菇等。

维生素 B_6 的食物来源：
瘦牛肉、鳕鱼、大豆、绿豆、核桃、腰果、土豆、西蓝花、香蕉等。

维生素 B_{12} 的食物来源：
动物肝脏与肾脏、牛肉、猪肉、鸡肉、三文鱼、蛋类、乳制品等。

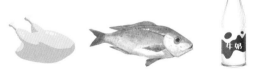

卵磷脂

卵磷脂能够保障大脑细胞膜的健康和正常运行，是胎宝宝非常重要的益智营养素。含卵磷脂丰富的食物包括：蛋黄、大豆、谷类、动物肝脏、鳗鱼、玉米油、葵花子油等，但营养较完整、含量较高的还是大豆、蛋黄和动物肝脏，建议准妈妈适量饮食。

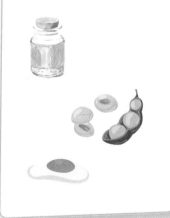

好心情也能吃出来

食物是影响情绪的重要因素，准妈妈不妨在孕期多摄取一些富含B族维生素、维生素C、镁、锌的食物及深海鱼等，通过饮食的调整来达到抗压及抗焦虑的功效。可以预防孕期焦虑的食物有：蛋类、奶类、五色蔬果、深海鱼类、优质肉类、坚果类、谷类等。

生吃、熟吃和需焯烫的蔬菜

为了能够健康地、最大限度地利用蔬菜中的营养，准妈妈可以根据蔬菜的营养成分，来决定蔬菜的吃法。

生吃

胡萝卜、白萝卜、番茄、黄瓜、大白菜心等蔬菜，富含水溶性的维生素C和B族维生素，生吃不损失营养。生吃时最好选择无公害的绿色蔬菜和有机蔬菜。

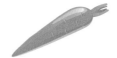

熟吃

含有淀粉的蔬菜，如土豆、芋头、山药等必须熟吃，否则其中的营养人体无法消化；含有大量的皂苷和血细胞凝集素的扁豆和四季豆，一定要煮熟透变色后才能食用；豆芽一定要煮熟才能吃。

焯烫

十字花科蔬菜，如西蓝花、花菜等含有丰富的膳食纤维，焯烫过后口感更好，也更容易消化；菠菜、竹笋、茭白等蔬菜含有较多的草酸，而草酸会干扰人体对钙的吸收，焯烫可以去掉一部分草酸；芥菜焯烫一下，味道更好，且能促进消化吸收；莴笋、荸荠生吃之前最好先削皮、洗净，开水焯烫后再吃。

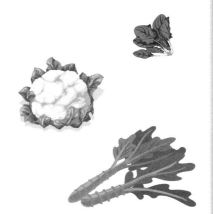

胖妈妈对猪肾摆摆手

猪肾含有锌、铁、铜、磷、维生素A、B族维生素、维生素C、蛋白质、脂肪等成分，营养价值较高。但猪肾胆固醇含量较高，较胖的准妈妈就不要吃了。

胆固醇保持"高的高、低的低"

胆固醇分为低密度脂蛋白胆固醇（LDL-C）和高密度脂蛋白胆固醇（HDL-C），前者会对动脉造成损害，后者则有清洁疏通动脉的功能。

胆固醇偏高的准妈妈要降低LDL-C的含量，可以通过每周吃2~3次鱼、多吃富含膳食纤维的食物来实现；而每天适量吃番茄、猕猴桃等富含维生素C的蔬果，能促进HDL-C的吸收和利用，从而保证血管畅通。

"糖妈妈"这样吃更好

● 少食多餐

"糖妈妈"在饮食上要多加注意，将每天应摄取的食物分成5~6餐，特别要避免晚餐与隔天早餐的时间相距过长，睡前可有1次加餐。

● 注重蛋白质摄取

准妈妈在孕中期、孕晚期每天需要蛋白质的量各为70克、85克。蛋白质补充一般靠摄入高蛋白质的食物，准妈妈每天至少饮用2杯牛奶，但也不能把牛奶当水喝，以免妨碍身体对其他营养的摄入。

● 多摄取膳食纤维

在可摄取的分量范围内，建议多摄取高膳食纤维食物，可以用糙米或五谷米饭取代白米饭，增加蔬菜的摄取量，限量吃新鲜水果等，这样不仅可延缓血糖的升高，也比较有饱腹感。

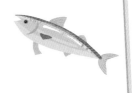

海鱼一周吃2次就够

海鱼可以为准妈妈和胎宝宝提供优质蛋白、DHA、碘等很多孕期需要的营养素。但当被污染的海鱼吃得太多时，会造成准妈妈汞摄入超标。因此建议每周吃海鱼不超过2次。建议准妈妈在选择鱼时可以按多样化的原则，轮流选用多种不同种类的鱼。这样既可以提供多样的营养素，又可以降低摄入污染物的可能性。

孕7月食谱推荐

这一时期是妊娠高血压、妊娠糖尿病的高发期，准妈妈要在保证营养和能量供给的基础上，合理控制脂肪、碳水化合物等的摄入量。饮食上尽可能荤素搭配，多摄入防便秘的食物，预防水肿。

消肿营养餐

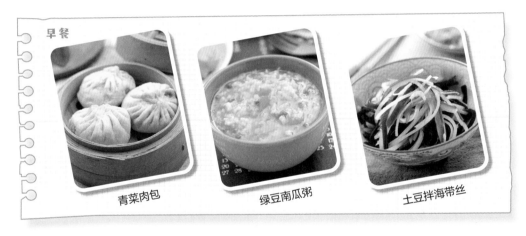

早餐

青菜肉包　　　绿豆南瓜粥　　　土豆拌海带丝

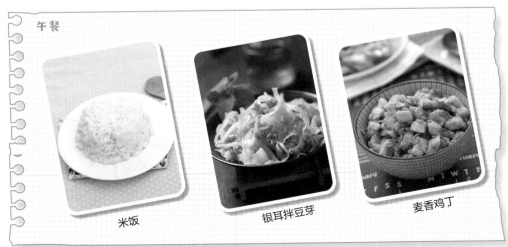

午餐

米饭　　　银耳拌豆芽　　　麦香鸡丁

日间加餐

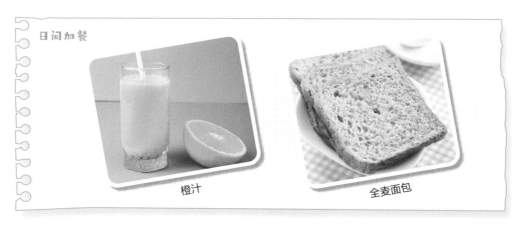

橙汁　　　　　　　　　　　　全麦面包

晚餐

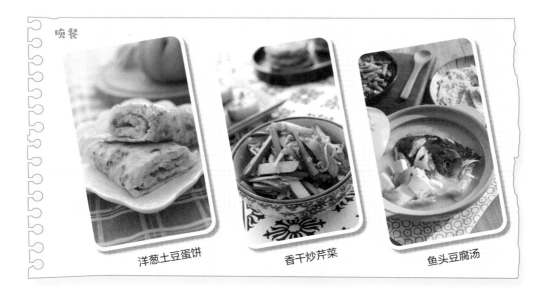

洋葱土豆蛋饼　　　　　香干炒芹菜　　　　　鱼头豆腐汤

晚间加餐

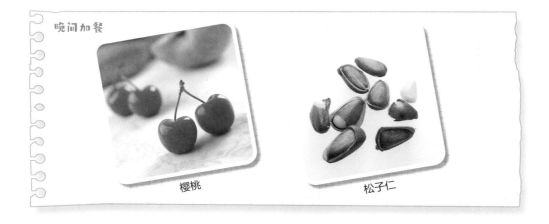

樱桃　　　　　　　　　　　　松子仁

关注生活细节

准妈妈学习一些分娩技巧和育儿方法，不仅对顺利分娩有帮助，宝宝出生后也不会一下子手忙脚乱。

准妈妈要上课啦

孕7月，准妈妈就要准备上孕妇课堂啦。一般社区医院或妇幼保健院都有孕妇课堂，网络上也很容易查到有关母婴课程。孕妇课堂分为孕产课程和育儿课程。课程6~12周，每周1~2节课，准妈妈可以根据自己的时间选择课程。

孕产课程与本书内容基本相同，育儿课程则包括产后的母乳喂养、新生儿日常护理、抚触方式、常见疾病的预防和护理、意外情况应对等。

护理乳房，守护宝宝的口粮

从孕7月开始，准妈妈的乳房会迅速膨胀，乳头也会越来越敏感，准妈妈要保护好乳房，为哺乳做好准备。如果有早产先兆，如频繁下腹痛、阴道有血性分泌物，最好不要按摩乳房，可咨询医生。如果按摩乳房时引起频繁宫缩，要停止按摩，及时就医。

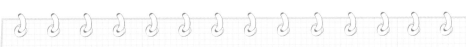

乳房按摩不超过10分钟

在按摩乳房之前，准妈妈要先用较热的毛巾敷3~5分钟再按摩，完成一侧之后再做另一侧。按摩前涂少量的孕妇专用乳液，整个按摩过程不超过10分钟，以皮肤微微发红为宜。

猴哥聊孕产

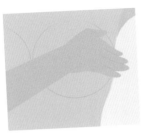

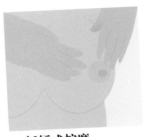

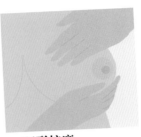

● 指压式按摩

将拇指同其他四指分开，握住乳房，手指稍用力按压乳房，顺着乳房生长的方向从根部向顶部轻推，力度不要太大，注意慢慢向前推。各个方向都做一遍，如果发现肿块明显且有痛感，及时就诊。

● 抓揉式按摩

双手五指张开，从乳房根部向乳头处轻轻抓揉15~20下，抓揉后用手掌在乳房周围再轻轻按摩2分钟。注意抓揉的力量要小，速度要慢，按摩之前要剪短指甲，以免损伤乳头引起感染。

● 环形按摩

双手分别放在乳房的上方和下方，以画圈的方式从乳根按摩到乳晕和乳头，完成一组动作后双手顺时针移动继续按摩，直到按摩完整个乳房。

学会数胎动，比买胎心仪管用

数胎动是每个准妈妈都要学会的技能。很多准妈妈会觉得买一个胎心仪会更好，但家用的胎心仪其实没什么必要，老老实实数胎动，可比用胎心仪管用多了。准妈妈可以借助各种APP来帮助记录胎动。

一般从孕28周开始数胎动，每天早、中、晚各数1小时，3次胎动数相加之后再乘以4，就是胎宝宝12小时的胎动数量。一般间隔1~2分钟内的胎动都只算一次胎动，但具体间隔时间要准妈妈掌握胎宝宝的活动规律后灵活考虑。胎动次数2小时内大于或等于10次算正常范围。如果每小时胎动小于3次或2小时内小于10次，胎动次数比以往同一时间内减少一半以上，或频繁胎动，都属于胎动异常。有胎动异常情况需要立即就医。

去拍美美的孕妇照

拍大肚照的最佳时间是孕7~8月，这时候准妈妈的肚子又圆又大，拍出来更好看。准妈妈可以先浏览一下网上的大肚照，提前策划一下。

● 拍孕妇照怎么穿

准妈妈可以穿一件准爸爸的大衬衫，只系最上面的3颗纽扣，大肚子就会突出来。为了追求梦幻飘逸的感觉，还可以穿一条长裙。拍照时，根据摄影师的指导做一些简单的姿势即可，手可以自然叉腰或抱腹，或者拿一些简单的道具，但不要追求高难度动作。

● 可以化淡妆

准妈妈可以化个美美的淡妆，只要确保所使用的化妆品成分安全即可，结束后不要忘了卸妆。

● 肚皮上能画彩绘吗

如果不能确定彩绘涂料的质量，最好不要画。准妈妈不用担心闪光灯会对胎宝宝有影响，其实，胎宝宝在子宫内眼睛一般闭着，而且隔着肚皮，还有羊水的保护。在整个拍摄过程中，准妈妈只要负责在镜头前美美的就行了。

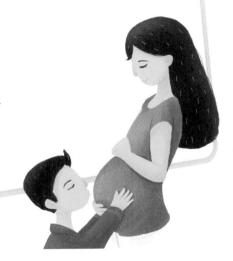

把各种首饰摘下来

准妈妈如果一直佩戴戒指，到孕中后期可能会因为发胖或者水肿，导致手指上的戒指摘不下来，手镯也是同理。像戒指、手镯这类首饰，趁现在就取下来吧。在临近分娩，尤其进产房、手术室之前，准妈妈身上佩戴的首饰要全部摘下，这不仅是为了准妈妈的安全，也为了方便各种紧急操作。

孕7月运动：足部运动

怀孕第7个月，准妈妈体重日益增长，增加了脚部的负担。因此，准妈妈最好每天做脚部运动，主要是活动踝关节和脚趾的关节。这样能够加快血液循环，防止脚部疲劳，还有助于消除妊娠后期的脚部水肿。

3个脚部小运动

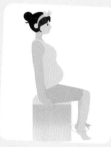

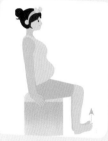

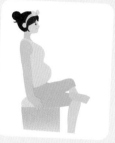

1. 准妈妈坐在凳子上，双腿自然下垂，脚尖着地，以脚尖为中心，转动脚腕。

2. 腿和地面成垂直状，两脚并拢平放于地面上。脚尖使劲向上翘，待呼吸一次后，再恢复原状。

3. 一条腿搭在另一条腿上，然后放下来，重复10次，每次抬高的幅度都要增加一点，然后换另一条腿练习。

准爸爸帮忙按摩

准爸爸先用一只手托着准妈妈的脚后跟，用另一只手的手指轻轻按捏小腿直至大腿；一只手仍旧托着准妈妈的脚后跟，另一只手上下扫拨小腿。按摩时动作轻柔，每侧按摩10~15分钟。

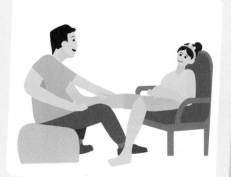

做胎教更聪明

准妈妈的修养、品位对胎宝宝的情绪、性格、健康、心理起着至关重要的作用。正因如此，胎教时听一些古典音乐、欣赏名画，既能陶冶准妈妈的情操，也能在胎宝宝的人格塑造上起到积极作用。

胎宝宝爱听妈妈讲故事

给胎宝宝读故事是一项十分有益的胎教，准妈妈亲切的语言和轻松愉快的故事，能给胎宝宝的神经和听觉系统带来良性刺激，丰富其精神世界。经典的童话故事、古老的神话传说、富有智慧的寓言和成语故事、幽默有趣的儿童绘本，还有儿童诗歌、散文等都是很好的胎教故事素材。

准妈妈要注意选择轻松愉快、积极向上的故事，避免选择容易引起伤感和感到压抑的故事。故事简短，节奏轻快，准妈妈读起来也更轻松。

准妈妈可以选择每天睡前进行故事胎教，时间不要太长，10~15分钟就好。每天固定的胎教时间还可以帮助准妈妈放松心情，有助于睡眠，也有利于培养胎宝宝良好的作息习惯。

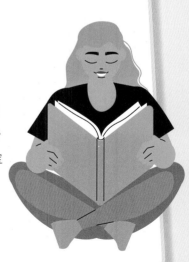

益智游戏动动脑

准妈妈在孕期可以适当地玩一些益智健脑的游戏，比如数独、魔方、积木、七巧板、拼图、猜谜语等，平时也可以多收集一些这样的玩具、玩法，还可以跟准爸爸一起玩互动的益智游戏，比如跳棋、五子棋等。准妈妈多动脑，保持旺盛的求知欲，使胎宝宝不断接受良性刺激，有利于胎宝宝脑神经和脑细胞的发育。

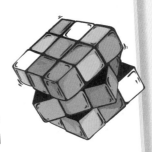

和胎宝宝"捉迷藏"

当准妈妈感觉到胎动时，准爸爸可以轻轻拍一下胎宝宝刚踢过的地方，告诉他："我是爸爸。"然后静静等待一小会儿，胎宝宝会再踢，这时候准爸爸可以换个地方轻拍，神奇的是，胎宝宝会向你改变的地方再踢。注意再拍的位置离原胎动的位置不要太远。

准爸爸和胎宝宝玩一会儿之后，可以换准妈妈上场："宝宝，我是妈妈哦。"就像是玩捉迷藏一样。准爸妈可能会发现，换个人跟胎宝宝玩，胎宝宝的反应是不一样的。不过要注意，如果胎宝宝用力踢腿反对，就要马上停止，等过几天胎宝宝适应之后再继续玩。如果胎宝宝踢中了准爸妈拍的位置，一定要大加赞赏聪明的小宝宝呀！

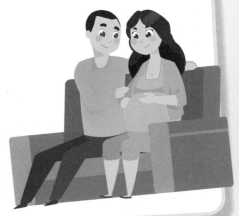

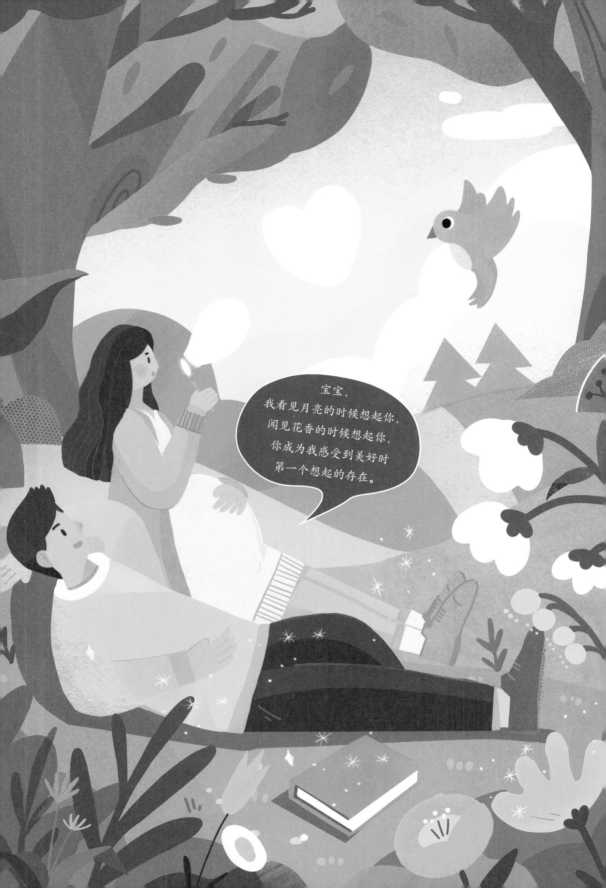

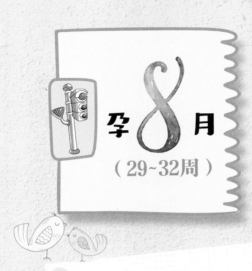

孕**8**月

（29~32周）

终于进入了孕晚期，

再过2个多月，

准妈妈就要准备"卸货"啦！

这个月，准妈妈低头看不到脚尖，

肚子也圆润许多。

胎宝宝喜欢在准妈妈的肚子里

动来动去，

有意思的是，

有的时候准妈妈睡着了，

胎宝宝却活跃了。

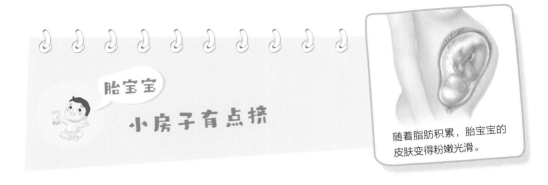

胎宝宝
小房子有点挤

随着脂肪积累，胎宝宝的皮肤变得粉嫩光滑。

随着头和身子不断长大，胎宝宝在子宫内的活动空间将越来越小。胎宝宝的脑、神经系统、生殖器已经趋于成熟，肺部和消化系统也基本长成，能够呼吸、分泌消化液，皮肤也变得粉嫩光滑，不再是之前皱巴巴的"小老人儿"了。

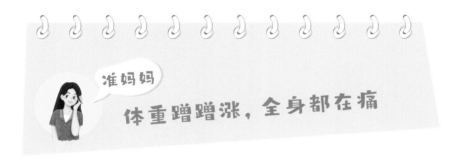

准妈妈
体重蹭蹭涨，全身都在痛

身体：不适升级，疼痛加重

孕8月依旧是准妈妈体重猛涨的时候，带着越来越重的肚子，连走动都会觉得费力，气也喘不过来，便秘、腰背痛、水肿的情况可能会更严重。激素的分泌还会让骨盆、关节、韧带均出现松弛，准妈妈的身子就像散了架一样，很容易感到疲倦。

情绪：临近分娩，既兴奋又紧张

随着分娩日期临近，准妈妈很容易产生既兴奋又紧张的矛盾心理。准妈妈需要最大限度地做好准备，包括孕晚期的健康检查，以及物质、生理、心理上的准备。孕妇课堂能让准妈妈了解分娩知识，以及可能出现的问题等。

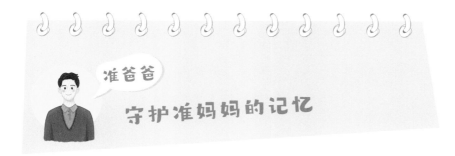

准爸爸
守护准妈妈的记忆

随着孕周增长，准妈妈可能会变得丢三落四，例如出门忘带钥匙、忘记关灯等。准爸爸需要做的，就是给准妈妈多一点耐心和时间，理解并帮助她。

准妈妈健忘，准爸爸帮忙

激素影响、睡眠不足、生活重心转移……许多因素都会导致准妈妈的理解力下降、注意力难集中、记忆力减退等。看着脑袋变成一团糨糊的准妈妈，准爸爸可以采取一些行动来帮帮忙。

休息不足是导致"孕傻"的主要原因，因此，每天早上让妻子多睡一会儿，改善睡眠状态有助于缓解情绪、补充体力，也会缓解暂时的记忆力减退。晚上，准爸爸可以借助音乐、按摩、温水泡脚等帮助准妈妈入睡。

到了孕晚期，准妈妈更容易焦虑，准爸爸要坚持和妻子沟通，告诉她不必苛求自己，只要尽力就好。陪伴是缓解情绪的重要方式，准爸爸可以常带妻子出去散散心、一起做运动等，情绪上的放松会让准妈妈的大脑处于放松的状态，健忘的情况自然也会好转。

给宝宝起个名字

因为不知道宝宝的性别，准爸妈可以起两个名字备用。可以查阅书籍、网站，或者从经典作品中寻找寓意美好的字，作为孩子的名字。对于长辈们的意见，准爸妈也要小心处理，最好不要当面评价。不管满意还是不满意，最好都礼貌地回应与感谢。

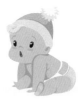

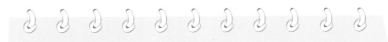

提前了解产检知识

孕28~36周，产检改为每2周一次，准爸妈需要提前安排好时间。这一时期除了检查胎宝宝的发育情况，还要检查胎盘功能是不是正常。

孕8月产检项目清单

- ☐ 常规项目检查
- ☐ 测宫高、腹围和体重
- ☐ 检查静脉曲张、水肿等
- ☐ 妊娠期高血压综合征筛查
- ☐ 如有必要，检查血红蛋白及血细胞比容
- ☐ 交流饮食习惯，必要时与医生讨论体重问题
- ☐ 必要时，可通过超声检查胎宝宝
- ☐ 与医生讨论准妈妈关心的问题

（以上检查项目可作为产检参考）

妊娠期高血压综合征筛查

准妈妈在孕中晚期热量摄入过多、贫血、肥胖，或有家族病史，或高龄、双胞胎，或患有慢性肾炎、糖尿病等，都容易诱发妊娠期高血压综合征。如果不及时控制，很有可能会影响胎盘供血、供氧，从而导致胎儿生长受限；严重的还会导致胎儿缺氧，对脑部神经发育造成影响，或导致胎盘早期剥离。

妊娠期高血压轻者可无症状或有轻度头晕，血压轻度升高，伴有水肿；重者出现头痛、眼花、恶心呕吐、血压明显升高、蛋白尿增多、水肿明显。妊娠期高血压主要有以下三大症状。

高血压

血压超过140/90毫米汞柱，或比基础血压高出30/15毫米汞柱，间隔4小时以上重测依然高。

蛋白尿

尿蛋白测定在"+"以上，或24小时尿蛋白定量≥0.3克，妊娠期高血压合并蛋白尿被称为先兆子痫。

水肿

以踝部、小腿、大腿、腹部、背部、面部最为明显，可能有凹陷性水肿。准妈妈的体重急剧增加，每周增加量超过500克。

妊娠期高血压筛查做哪些项目

翻身试验（ROT）

测定方法是测准妈妈左侧卧位的血压，直至血压稳定后，翻身仰卧5分钟再测血压，如果仰卧位的舒张压比左侧卧位的高20毫米汞柱，表示有发生先兆子痫的倾向。

平均动脉压测定（MAP）

MAP=（收缩压+2×舒张压）÷3。当MAP大于或等于85毫米汞柱时，表示有发生先兆子痫的倾向。

血液黏稠度检查

如果血细胞比容大于或等于0.35、全血黏度大于3.6、血浆黏度大于1.6时，表示有发生先兆子痫的倾向。

尿钙测定

如果有妊娠期高血压综合征，尿钙的排泄量会明显降低，尿钙与肌酐的比值（Ca/Cr）小于或等于0.04，提示有发生先兆子痫的倾向。

妊娠期高血压综合征的分类及临床表现

分类	临床表现
妊娠期高血压	血压≥140/90毫米汞柱，在孕期出现，产后12周内恢复正常；尿蛋白（－）；准妈妈可伴有不适；产后才能确诊
先兆子痫（子痫前期）	孕20周后出现血压≥140/90毫米汞柱，且尿蛋白≥0.3克/24小时或（＋）；可伴有上腹部不适、头痛、视力模糊等症状
子痫	抽搐甚至昏迷，伴有面肌紧张、牙关紧闭、眼球固定、意识丧失等症状
慢性高血压并发先兆子痫	高血压准妈妈孕20周之前无尿蛋白，孕20周后出现尿蛋白≥0.3克/24小时；或孕20周之前突然出现尿蛋白增加、血压进一步升高或血小板减少（＜100×10⁹/升）
慢性高血压	孕前或孕20周之前检查发现血压升高，但在孕期无明显加重；或孕20周后首次诊断高血压，并持续到产后12周

妊娠期高血压怎样调养

轻度高血压的准妈妈可以通过在家休息、保证充足睡眠、增加营养的方法保守治疗；症状较重的准妈妈则需要住院治疗。

日常生活中，准妈妈应合理饮食，多吃富含蛋白质、维生素、矿物质的食物，减少动物脂肪和盐分的摄入；保证充足的休息和愉快的心情，睡觉时多采用左侧卧，以增加胎盘的供血。

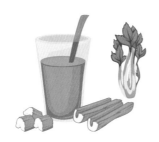

芹菜叶比芹菜茎的营养价值更高，榨汁时可保留芹菜叶一起，辅助降压效果更好。

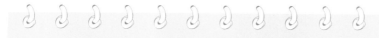

准妈妈从本月起要关注和分娩相关的事宜了，例如羊水情况、胎宝宝有没有出现生长受限、自身有没有早产迹象等。这一时期准妈妈会觉得浑身上下哪里都疼，再坚持一下，胜利的曙光就在前方。

羊水过多先检查原因

羊水就像液体保护层，保护胎宝宝免受外界伤害。孕早期的羊水是准妈妈的血清，到了妊娠中晚期，就变成了胎宝宝的尿液。准妈妈的羊水深度一般为2~8厘米，如果羊水深度超过8厘米，羊水指数（指把子宫分为4块，4个羊水池的羊水深度相加后得出的数值）超过24厘米，就算羊水过多。

羊水过多的原因

如果羊水中度增多，子宫张力增大，除了有引发宫缩和早产的风险，还能反映出一些潜在问题。例如，如果准妈妈患妊娠期糖尿病，胎宝宝体内血糖也随之升高，胎尿产生增多，就容易引起羊水过多。此外，妊娠期高血压、胎宝宝贫血，甚至胎宝宝畸形等，都有可能引发羊水过多。

羊水过多怎么办

如果准妈妈在B超检查中发现羊水过多，先不要惊慌，医生会重新梳理准妈妈产检过程中的血糖情况、排查胎宝宝有无染色体异常和畸形的情况。在无法确定的情况下，会建议通过羊膜腔穿刺术来进一步判断原因。

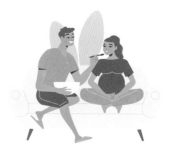

羊水过少要积极治疗

当羊水指数小于8厘米的时候，就诊断为羊水偏少；当羊水指数小于等于5厘米的时候，就诊断为羊水过少。

羊水过少的原因

羊水过少的原因有很多，包括胎儿畸形、胎盘功能减退、羊膜病变、妊娠期高血压以及孕妇脱水或使用了某些药物等。

羊水过少怎么办

如果检查结果并非由胎儿畸形引起的羊水过少，医生一般会通过输液和要求准妈妈多喝水来增加羊水，一般来说，情况都能改善。

胎儿生长受限，先判断程度

胎儿生长受限，简而言之，就是胎宝宝的体重和大小远远低于平均水平。B超检查后，如果把相同孕周的胎宝宝按体重从小到大排序，排前10%的会被认为存在胎儿生长受限。

● 为什么会发生胎儿生长受限

胎儿生长受限既有准妈妈的原因，也有胎宝宝的原因。前者例如孕期反应过猛，或营养摄入不足，胎宝宝"养料"不足，妊娠期高血压、妊娠期糖尿病等疾病也会引发胎儿生长受限。后者则包括胎宝宝发育畸形、染色体异常、多胎、胎盘异常等。胎儿生长受限的源头在于胎宝宝的营养摄入不足或胎内缺氧。

● 胎儿生长受限怎么办

医生首先会确定受限程度，如果在前5%~10%，说明受限情况并不严重，如果没有出现畸形，胎盘功能也显示正常，胎宝宝还是能够继续健康长大的；如果是前3%~5%的胎宝宝，胎儿生长受限很可能是由染色体异常导致，一般建议准妈妈做羊膜腔穿刺术，进一步明确受限原因。

先兆早产也可能足月分娩

进入孕晚期，准妈妈们或许会不同程度地担心这样一个问题：我会早产吗？

● 什么是早产

早产指的是准妈妈未到预产期，妊娠28~37周时就分娩的情况。早产是概率事件，但也有部分准妈妈有更高的早产概率，例如：有过早产史、高龄或低龄产妇、BMI < 18.5、做过宫颈手术、存在妊娠期高血压或妊娠期糖尿病等，有这些情况的准妈妈更容易发生早产，要多加注意自己的身体情况与胎动情况。

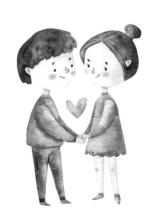

● 先兆早产和早产临产

先兆早产出现在孕28~37周，准妈妈出现规律宫缩，即20分钟4次，或60分钟8次，宫颈没有扩张，长度小于等于20毫米。先兆早产通常表现为不规则的下腹痛、腰酸以及阴道出血，需要及时就医。不过准妈妈也不必太过焦虑，大部分先兆早产的准妈妈还是能够足月分娩的。

早产临产，即宫颈已经出现明显的缩短和扩张。早产临产比先兆早产更为紧急，出现这种状况，医生会判断有没有保胎禁忌，如果没有，可以通过抑制宫缩、促进肺成熟等来保胎治疗。如果孕周不足32周，医生还会建议静脉滴注硫酸镁，来保护胎儿的神经系统。

和孕晚期疼痛过过招

进入孕晚期，准妈妈身上的疼痛出现得更为广泛、频繁。其实很多孕期疼痛是生理性的，分娩后将会自行消除。

孕晚期可能出现的疼痛与改善方法

症状	原因	改善方法
外阴痛	外阴静脉曲张，表现为外阴部肿胀，皮肤发红，行走时外阴剧烈疼痛	避免长期站立，避免穿过紧的裤子、鞋子、袜子，不用过热的水洗澡
坐骨神经痛	坐骨神经痛与胎宝宝下降入骨盆、压迫坐骨神经有关。如果准妈妈缺钙和B族维生素，也会引发坐骨神经痛	补钙和B族维生素，避免睡软床，避免同一姿势站立过久，尽量不要举重物超过头顶
脊柱痛	准妈妈身体重心前移，站立和行走时，为保持重心平衡，准妈妈必须将肩部及头部后仰，从而造成腰部脊柱过度前凸，引起脊柱痛	注意休息，避免长时间站立或步行。休息时要选择舒适的体位和睡眠姿势，左侧卧位是准妈妈的首选
胸痛	位于肋骨之间，如同神经痛，但无确定部位，与准妈妈缺钙、膈肌抬高、胸廓膨胀有关	适量补充钙可以缓解这一症状
腹痛	准妈妈夜间休息时，有时会因假宫缩而出现下腹阵痛，通常持续仅数秒钟，间歇时间长达数小时，白天症状即可缓解，但腹部不会有下坠感	一般来讲是属于生理性的，不需要特殊治疗，左侧卧位有利于缓解腹部疼痛

有一种痛，叫"耻骨痛"

很多准妈妈到了孕晚期会出现大腿根部疼痛，白天走路痛、晚上睡觉翻身也痛，这就是耻骨痛。耻骨位于骨盆最前方，耻骨联合在正常情况下是紧的，但怀孕会造成骨盆韧带以及关节松弛，引发耻骨联合松动，再加上胎宝宝对骨盆产生的压迫，都会引起疼痛。一般这种疼痛都是生理性的，产后即可消失。准妈妈平时应避免长时间站立，睡觉翻身或起床时动作缓慢一些，可以稍微缓解耻骨痛。

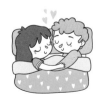

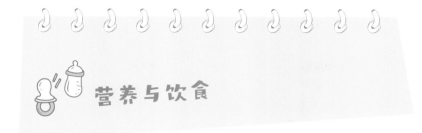

营养与饮食

本月，胎宝宝生长速度飞快，对各种营养的需求量都非常大，准妈妈一定要保证充足的营养物质，但同时要注意不能营养过剩。

孕8月体重管理

胎宝宝现在长约42厘米，体重约1.8千克，相当于8个橙子那么重。由于胎宝宝发育迅速，准妈妈的饮食量要相应增加。现在，胎宝宝正在为出生做最后的冲刺，直到分娩，准妈妈的体重将增加5千克左右，每周增加500~550克也是正常的，但是最好不要超过这个数值，否则会使胎宝宝过大，发生分娩困难。

关键营养素

蛋白质

本月准妈妈的基础代谢、胎宝宝生长速度都达到最高峰，优质蛋白质的摄入能很好地为准妈妈和胎宝宝补充所需的营养。与孕中期相比，准妈妈可增加摄入量。

建议每日摄取量：
85克。

碳水化合物

如果准妈妈的碳水化合物摄入不足，就容易造成蛋白质和脂肪过量消耗。主要食物来源有：大米、小麦、红豆、糙米、玉米、山药、土豆、红薯等。

建议每日摄取热量：
2250千卡（9414千焦），
碳水化合物占50%~65%。

铁

与孕中期相比，准妈妈可适当增加铁的摄入量。但也不能滥补铁，过量补铁同样对自身和胎宝宝不利。

建议每日摄取量：
29 毫克。

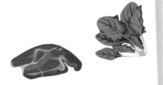

铜

铜与锌、铁等同为大脑神经递质的重要成分。胎宝宝在孕晚期对铜的需求量最大。含铜较多的食物有：腰果、土豆、葵花子、蘑菇、牡蛎、动物肝脏、红肉、豆类等。

建议每日摄取量：
0.9 毫克。

DHA

DHA 和 EPA 被称为"脑黄金"，是脑脂肪的主要成分，对胎宝宝大脑神经系统的发育起着至关重要的作用。DHA 在鱼类、坚果类食物中含量丰富，准妈妈如果每周吃 2~3 次鱼，经常吃坚果，就不用额外补充。

建议每日摄取量：
200 毫克。

钙

孕晚期胎宝宝增长速度加快，骨骼、肌肉发育所需的钙质大大增加。准妈妈不仅要多吃一些富含钙的食物，如鸡蛋、虾皮、豆制品、瘦肉等，每天起床、临睡前可各喝 1 杯牛奶，还可以通过钙补充剂来获得所需的钙质。

建议每日摄取量：
1000 毫克。

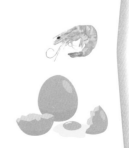

全麦面包虽粗，营养可不输

全麦面包是用没有去掉麸皮和麦胚的全麦面粉制作的面包，颜色微褐，肉眼能看到很多麦麸的小粒，质地比较粗糙。全麦面包含有丰富的膳食纤维、B族维生素、维生素E以及锌、钾等矿物质。其丰富的B族维生素对孕期疲倦、腰酸背痛、孕吐、食欲差及各种皮肤问题均有一定的预防和食疗效果。

妊娠期高血压，饮食要"三高一低"

患有妊娠期高血压的准妈妈需要在饮食上遵守"三高一低"的原则，即高蛋白、高钙、高钾及低钠饮食。准妈妈应多吃鱼、蛋、奶及新鲜蔬菜，少吃过咸食物。

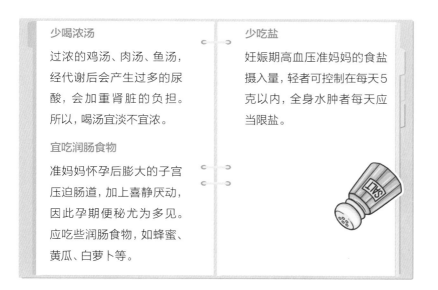

少喝浓汤

过浓的鸡汤、肉汤、鱼汤，经代谢后会产生过多的尿酸，会加重肾脏的负担。所以，喝汤宜淡不宜浓。

宜吃润肠食物

准妈妈怀孕后膨大的子宫压迫肠道，加上喜静厌动，因此孕期便秘尤为多见。应吃些润肠食物，如蜂蜜、黄瓜、白萝卜等。

少吃盐

妊娠期高血压准妈妈的食盐摄入量，轻者可控制在每天5克以内，全身水肿者每天应当限盐。

不要尝试以前没有吃过的食物

准妈妈在饮食方面要避免以前没有吃过的食物，尤其是海鲜、热带水果等。这主要是为了避免过敏，因为准妈妈如果此时发生严重的过敏，不仅会影响身体健康，还会对胎宝宝产生非常不利的影响。

速冻食品方便，但要少吃

速冻食品虽然方便快捷，但在营养和卫生方面，不易达到准妈妈的饮食要求。食品速冻后，其中的脂肪会缓慢氧化，维生素也在缓慢分解。因此，速冻食品的营养价值无法和新鲜的食材相比。过多地食用此类食品，会造成准妈妈和胎宝宝营养的缺乏。如果购买散装的、非独立包装的速冻食品，在销售人员拆除大包装以及其他顾客挑选的过程中，可能会造成污染，导致食用不安全。

热点问题

贡丸、鱼丸等速冻食品还能吃吗

不少准妈妈喜欢买贡丸、鱼丸等速冻食品煮火锅，却忽略了它们的高脂肪含量。冷冻的水饺、馄饨等脂肪比例也很高，有些肉馅品种的脂肪含量达到 50%~60%。另外，这类速冻食品中都加入了不少盐、味精和高鲜调味料，准妈妈少吃为好。

高糖水果每次最多吃200克

水果的甜美味道主要是由于其中所含的各种碳水化合物，含碳水化合物越高的水果，口味越佳。孕晚期，由于胎盘激素的原因，准妈妈本来就比较容易出现血糖升高的情况，所以更不适合一次摄入较多的碳水化合物。含糖较高的水果有荔枝、桂圆、香蕉等。对于这些高糖水果，准妈妈应注意控制好食用量。

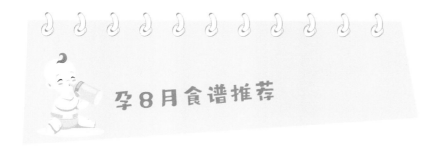

孕8月食谱推荐

本月，胎宝宝的生长速度达到最高峰。准妈妈除了延续之前的营养补充方案，还要补充DHA等营养素，进一步助力胎宝宝大脑、视网膜的发育。

健脑营养餐

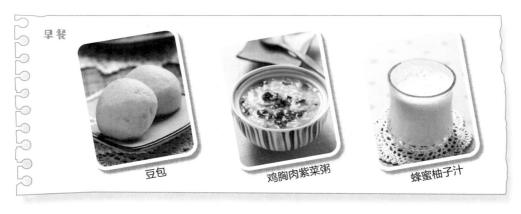

早餐

豆包　　　　鸡胸肉紫菜粥　　　　蜂蜜柚子汁

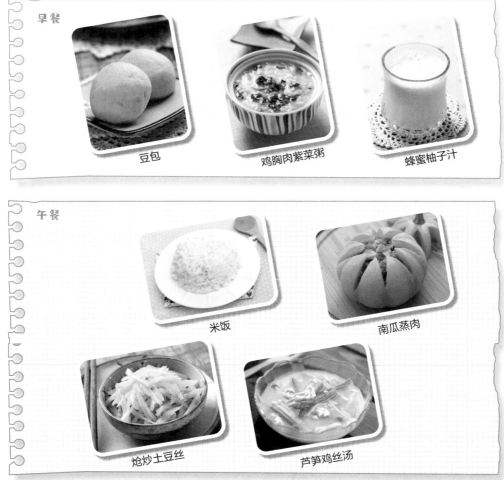

午餐

米饭　　　　南瓜蒸肉

炝炒土豆丝　　　　芦笋鸡丝汤

日间加餐

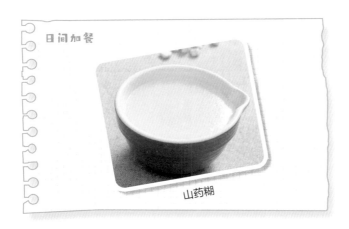

山药糊

晚餐

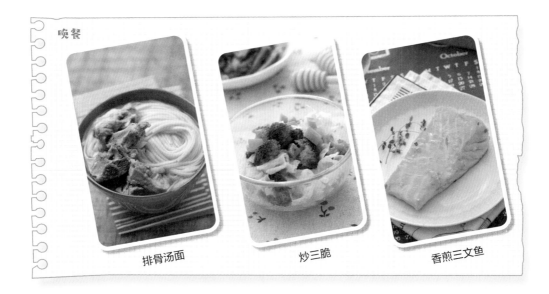

排骨汤面　　　　　炒三脆　　　　　香煎三文鱼

晚间加餐

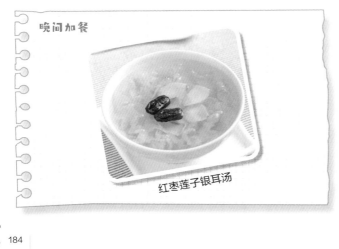

红枣莲子银耳汤

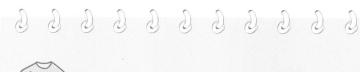

这个月的准妈妈最好不要独自出门，避免过度劳累。可以和准爸爸一起检查下宝宝用品和住院用品还有哪些没有准备好。

摸摸肚皮，查查胎位

孕30周的时候，医生会通过超声检查确定准妈妈的胎位，以便提前确定分娩方案，也有利于发现胎位问题，及时调整。

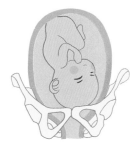

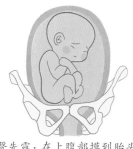

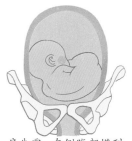

头先露：胎宝宝的头可以在下腹的中央即耻骨联合上方摸到，准妈妈会感到这个地方圆圆的、较硬、有浮球感。

臀先露：在上腹部摸到胎头，在下腹部摸到宽软的臀部。

肩先露：在侧腹部摸到呈横宽走向的胎宝宝。

> 臀先露和肩先露都需要在医生的指导下调整成头位，如果调整不过来，可能就要采用剖宫产的方式分娩。

左枕前位：胎儿的面部朝向母体右侧，枕骨在母体左前侧。

右枕前位：胎儿的面部朝向母体左侧，枕骨在母体右前侧。

左枕后位：胎儿的面部朝向母体右侧，枕骨在母体左后侧。

右枕后位：胎儿的面部朝向母体左侧，枕骨在母体右后侧。

胎儿枕后位，还能自然分娩吗

枕后位和枕前位都是头先露，不过，枕后位没有枕前位好生产。为了实现顺利自然的阴道分娩，胎宝宝的头部会尽量俯往胸前，让胎头的后枕骨做"先锋"，才能较快速地通过产道而出生。但在还没临产，或没进产房的时候，超声显示枕后位，准妈妈也不用过于担心。在孕期，胎宝宝都是浅入盆，可能准妈妈稍微翻个身，活动一下，胎位就会进行调整。等进了产房，宫口大开了，医生可以通过徒手转胎头的方法，把枕后位变成枕前位。

多数准妈妈不需要托腹带

托腹带有从下腹部托起增大的肚子，防止子宫下垂的作用，在保护胎宝宝的同时还可以减轻准妈妈腰部受到的压力。实际上，大多数准妈妈都不需要使用托腹带。如果准妈妈腹壁肌肉较松、需要长时间站立或走动、胎宝宝发育较大、怀有双胞胎或多胞胎等，则可以使用托腹带或托腹裤，帮助准妈妈分担一些压力。

准妈妈选购托腹带时，可以按以下原则挑选：伸缩弹性强、承受力强；穿脱方便；吸汗、透气性强。尽量选择可调整大小的款式。

准妈妈穿托腹带时，不要包得太紧，睡觉的时候应该脱掉。穿得太紧不仅会影响腹部的血液循环，还会影响胎宝宝的发育。建议准妈妈在穿戴托腹带时最好躺卧在床上固定好之后再站起来，这样才能够完整地固定住。

日常生活中如何预防先兆早产

如果宫缩和腹部疼痛伴随出血、破水，且阵痛随之开始，此时准妈妈可以平卧，最好把臀部垫高，然后马上送医院。要预防早产，准妈妈在日常工作生活中须注意以下几点。

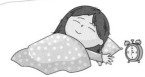

- 要保证充分的休息和睡眠，放松心情，不要有压力。适当运动，但要避免进行激烈的运动。当身体状态不佳时，可以适当地增加休息时间。但也不能长期卧床，反而会增加危险。

- 均衡摄入营养丰富的食物，不吃过咸的食物，以免导致妊娠期高血压。

- 不要从事会压迫到腹部的劳动，不要提重物。

- 孕晚期绝对禁止性生活，准妈妈要每天清洁外阴，防止阴道感染。

孕晚期缺乏运动，易腰酸背痛

子宫随着胎宝宝的生长发育而逐渐增大，增大的子宫会挤压周围的脏器，当压迫腰部及下肢血管和神经，就会让准妈妈产生肌肉酸痛、疲惫无力、下肢水肿的现象。为了避免出现这些不适，建议准妈妈在孕晚期适当地加强体育锻炼。不管多么疲惫，都不要一直卧床休息。

孕8月运动：舒展体操和骨盆运动

孕晚期适当运动，不但有助于顺利生产，还可以帮助准妈妈恢复愉悦的心情，推荐准妈妈做一些舒缓的体操和骨盆运动，能加强骨盆关节和腰部肌肉的柔软性，既能松弛骨盆和腰部关节，又可以使产道肌肉柔软。

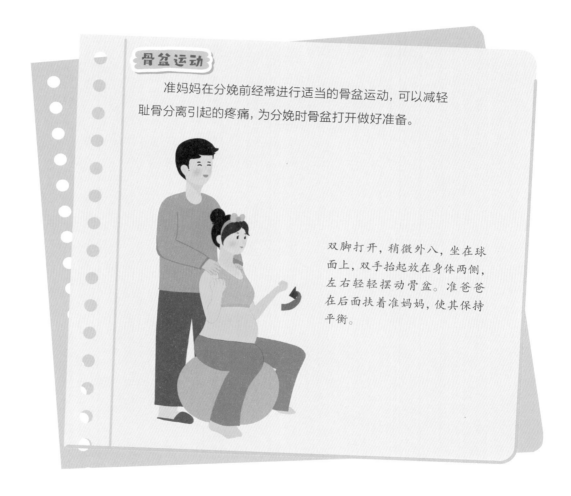

骨盆运动

准妈妈在分娩前经常进行适当的骨盆运动，可以减轻耻骨分离引起的疼痛，为分娩时骨盆打开做好准备。

双脚打开，稍微外八，坐在球面上，双手抬起放在身体两侧，左右轻轻摆动骨盆。准爸爸在后面扶着准妈妈，使其保持平衡。

做胎教更聪明

准妈妈可以看一些经典动画片，比如《猫和老鼠》《聪明的一休》《樱桃小丸子》等，这些小时候就很喜欢的动画片，现在依然是调节情绪的好选择。

涂色游戏解压又放松

身体不适带来的担忧和烦躁，会在不留神的时候"偷袭"准妈妈，此时，涂涂画画是一种良好的排遣方式。心理学家认为，在涂涂画画的过程中，准妈妈可以通过笔触和线条，释放内心的情感，调节心绪平衡，并将这种乐趣以及对生活的感悟传递给胎宝宝。

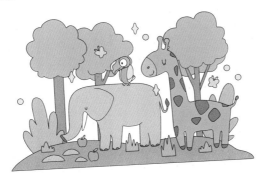

教胎宝宝认识玩具

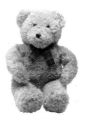

准爸妈现在可以和胎宝宝聊一聊自己精心准备的小玩具，这也是不错的知识胎教内容。挂在婴儿床上的摇铃有很多能发出声响的小东西，只要轻轻碰一下，摇铃就会响起来，很有意思，待宝宝长大一些，还能用手抓着玩儿。还有给宝宝准备的毛绒玩偶、拨浪鼓、小汽车等，这么多玩具，带着胎宝宝慢慢熟悉吧。

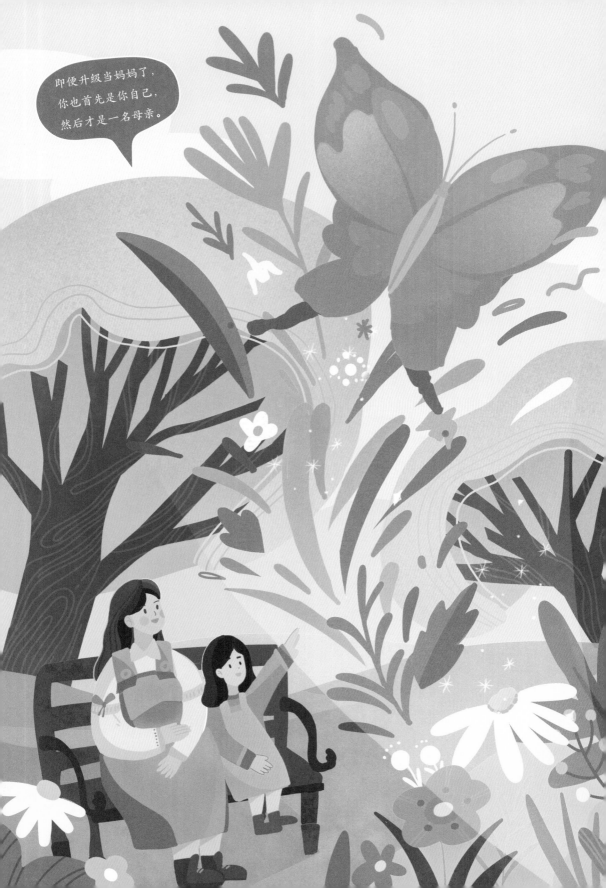

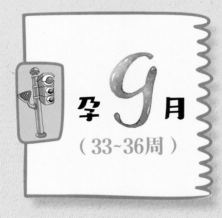

孕 *9* 月

（33~36周）

准妈妈就连睡觉也会觉得辛苦，

沉重的身体令人疲惫不堪，

但只要一想到腹中可爱的胎宝宝，

便会浑身充满力量。

胎宝宝的小房子越来越拥挤了，

有时候他一伸懒腰，

就会把妈妈的肚皮撑起来。

胎宝宝渴望见到外面广阔的世界，

准妈妈也在期待见到他的那一天，

不要着急，没多久就能见面啦。

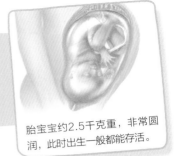

胎宝宝约2.5千克重，非常圆润，此时出生一般都能存活。

胎宝宝 准备入盆

现在，大多数胎宝宝的头部已经进入骨盆，还有一小部分"调皮捣蛋"的胎宝宝可能会是臀位或者横位。骨骼已经很硬了，但头骨还保留着很好的"变形"能力。胎宝宝的消化系统、生殖器官已经发育好，具备了呼吸、啼哭、吮吸和吞咽的能力，肾脏、肝脏已经工作了一段时间。

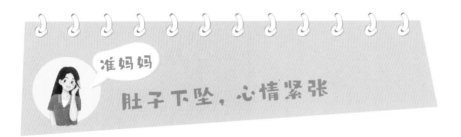

准妈妈 肚子下坠，心情紧张

身体：体重飙升，肚皮发痒

准妈妈的子宫壁和腹壁已经变得很薄了，会有更多的光亮透进子宫，这会帮助胎宝宝逐步建立起每天的活动规律。胎宝宝逐渐下降入盆，准妈妈会感觉肚子坠坠的，全身的关节和韧带感到麻木，并有一种牵拉式的疼痛。受激素的影响，准妈妈会肚皮发痒，阴道分泌物增加，需要警惕妇科炎症。

情绪：别怕，这可是医学发达的时代

随着分娩日期临近，准妈妈也会越来越紧张。绝大多数准妈妈都能顺利自然地完成分娩，要相信，现在的医学技术足够发达，哪怕出现了问题，医生都能够妥善解决。就算存在胎位不正、骨盆狭窄等问题，现代的医疗技术也能够通过剖宫产，最大限度地保证母婴安全。

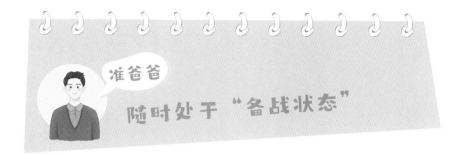

准爸爸 随时处于"备战状态"

临近分娩，准爸爸最好保证自己能随叫随到，一旦准妈妈有临产迹象或者其他突发状况，要第一时间能够赶到妻子身边，陪伴左右。

提前演练起来

准妈妈的怀孕之旅已经接近尾声，此时要考虑好临产时需要做的事，有条件的话，还可以来几次提前演练。比如，准妈妈的呼吸练习或者再次仔细检查待产包。准爸爸要注意这段时间不要喝酒，因为随时有可能要开车载妻子去医院。

当然，准爸爸还要和妻子提前规划好月子的事。准爸爸的陪产假比较短，休完产假后就要恢复正常的工作。然而，准妈妈的身体还比较虚弱，宝宝也非常需要人照顾。因此，现在就要为准妈妈坐月子的事情做些准备，是请月嫂还是找双方的父母帮忙，都要提前安排好。

10条"公主级"待遇，准爸爸做到了几条

- 1. 全程陪着产检。
- 2. 承担所有的家务。
- 3. 每天给准妈妈的肚子抹抹油。
- 4. 饭后一起散散步。
- 5. 凡事让着准妈妈。
- 6. 帮准妈妈洗脚、穿鞋子。
- 7. 包下厨房大小事宜。
- 8. 学着给水肿、腰痛的准妈妈按摩。
- 9. 给准妈妈买好吃的。
- 10. 一起做胎教。

分娩准备

分娩临近，胎宝宝在子宫内的情况每一天都在发生变化。准妈妈要按时产检，及时确定胎宝宝的发育情况。

孕9月产检项目清单

☐ 常规项目检查

☐ 胎心监护

☐ 检查宫高与腹围

☐ 子宫触诊以确定胎宝宝的位置

☐ 如有必要，进行内诊

☐ 必要时，可通过超声波确定胎宝宝的位置和大小

☐ 讨论哪些迹象表明分娩开始

☐ 讨论分娩计划

☐ 与医生讨论准妈妈关心的问题

（以上检查项目可作为产检参考）

胎宝宝的估重不一定准

临近分娩的产检，医生一般会通过B超评估胎宝宝的体重、大小，但只能作为参考。影响胎宝宝体重发育的因素有很多，比如父母的身高、体重、基因，准妈妈孕期体重及孕期的营养，胎盘和脐带因素等。同样大小的宝宝，男宝宝会比女宝宝略重一些。

胎心监护，提示胎宝宝是否缺氧

　　胎心监护能记录下胎宝宝瞬间的心率变化，通过胎心瞬间变化的信号曲线图形，医生能及时了解到胎动时、宫缩时胎心的反应，以此来诊断胎宝宝有没有缺氧。

胎心监护图示例

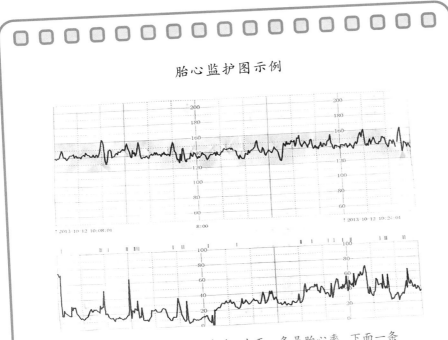

胎心监护图上主要是两条线，上面一条是胎心率，下面一条为宫内压力。

胎心率

胎心率基线在正常情况下，波动在110~160次/分之间。基础心率线一般表现为一条波形曲线，出现胎动时心率会上升，出现一个向上突起的曲线，胎动结束后会慢慢下降。

宫内压力

宫内压力在宫缩时会增高，随后会保持在20毫米汞柱左右。胎心率如果超出110~160次/分，不一定就表示有问题。所以，晚孕期不建议准妈妈通过简易多普勒胎心仪监测的胎心数字来评估胎宝宝有没有缺氧，需要医用的胎心监护仪来生成一张20~40分钟的胎心监护图评估。

胎心监护注意事项

孕期满32周后，准妈妈就可以每月定期监测胎心的变化，到了孕35周以后，需要每周做一次胎心监护。

每次胎心监护的时间大约是20分钟。如果发现异常，可以适当延长监护时间。

准妈妈应在做胎心监护30分钟至1小时前吃一些食物，比如巧克力。

做胎心监护之前最好去趟洗手间，因为可能要在胎心监护仪旁待上40分钟。

做胎心监护时，最好左侧位躺着，还可以在背后加个靠垫。

B族链球菌筛查

多数医院在准妈妈孕36周前后会安排一次B族链球菌筛查，该检查属于内分泌筛查。医生会用小棉签从准妈妈的阴道和肛门括约肌取分泌物进行细菌培养，如果结果呈阳性，说明准妈妈的生殖道中存在B族链球菌，需要治疗。计划自然分娩的准妈妈尤其需要关注这项检查，因为在分娩过程中，抵抗力较弱的宝宝很容易感染上这种细菌，可能会引发肺炎、脑膜炎等问题。

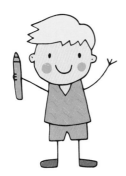

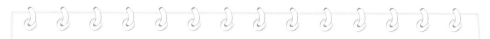

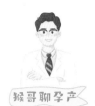

猴哥聊孕产

B族链球菌筛查阳性怎么办，还能顺产吗

一些准妈妈检查B族链球菌发现阳性后，很担心自然分娩会将病毒传染给宝宝。其实没关系，自然分娩的准妈妈只要在宝宝出生前4小时使用青霉素、氨苄青霉素或者头孢唑林，就可以预防新生儿感染。

能不能自然分娩，骨盆是决定因素

骨盆测量分为外测量和内测量两个部分，主要测量准妈妈骨盆入口和出口的大小。如果入口过小，胎宝宝的头部则无法正常入盆。如果出口过小，胎头则无法顺利娩出。

脐带绕颈能顺利分娩吗

如果只有绕颈1圈，胎宝宝其他检查都很正常，是可以自然分娩的，有医学统计数据证明，准妈妈顺产时，绕颈小于等于2圈并不影响宝宝。医生会根据胎宝宝的入盆情况、羊水情况、胎位和胎盘的质量，为准妈妈选择合适的分娩方式。如果脐带绕颈圈数多且紧，如绕颈3圈及以上，胎头不下降或胎心音异常，这种情况下最好选择剖宫产。

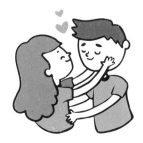

可能遇到的不适和对策

准妈妈的身体越来越笨重，之前简单的动作，这个月做了就会心跳加快、大口喘粗气，产生心慌、气短，或者手痛、麻木等情况。

瘙痒明显，尽快检查

有的准妈妈在孕晚期会出现妊娠期肝内胆汁淤积症（ICP），表现为全身瘙痒、黄疸，手心、足心会有痒感。考虑到出现ICP的同时，胎盘可能有血流灌注不足的情况，容易导致胎宝宝缺氧，准妈妈应尽快就医。若经诊断发现宫内情况正常，准妈妈可以在医生的指导下采取物理止痒措施，如涂抹炉甘石洗剂、贴黄瓜片等。

色素沉积会在产后自行减淡

准妈妈可能会发现，身体的很多部位都变"黑"了，比如脸上出现了很多色斑，肚子中间出现了一条黑色的线，乳晕的颜色变得更深，甚至外阴也有着色的现象……这是因为准妈妈体内雌激素、孕激素水平明显升高，雄激素水平也会相应升高，一旦雌激素、孕激素和雄激素水平失衡，就会导致促黑素分泌增加，从而发生色素沉积。有些准妈妈的激素水平虽然升高，但是平衡没有被打破，所以不会有过多的色素沉积。色素沉积一般发生在面部、颈部、胸部、腹部等，在产后会慢慢减淡。

腹泻伴有腹痛，及时就诊

准妈妈一天大便2次以上、且为稀便或水样便，就是腹泻。如果不伴随发热、呕吐、腹痛等症状，可以喝点热粥，或者躺在床上休息一会儿；如果腹泻次数较少，且伴有微微的腹痛感，但无发热等症状，则可能是消化不良，最好暂时禁食，到医院检查一下；如果腹痛剧烈，腹泻不止，不管有无发热症状，都要立即就医。

胎膜早破马上平躺就诊

发生胎膜早破时，很多准妈妈会以为是自己小便尿湿了内裤，并不知道是羊水流出。这时候，可以通过辨别气味来判断：羊水闻起来没有什么气味，而尿液闻起来有刺鼻的氨水味。

一旦发生胎膜早破，不管准妈妈是否到预产期，有没有子宫收缩，都必须立即就医。在赶往医院的途中，也需要采取垫高臀部的躺卧姿势。准妈妈可以在内裤上垫一片干净的卫生巾，同时要注意保持阴部清洁。胎膜早破，主要有以下5类原因。

1. 准妈妈的宫颈口松弛，使胎膜受到刺激而引发胎膜早破。

2. 胎膜发育不良，如存在羊膜绒毛膜炎，造成羊膜腔里压力过大，引起胎膜早破。

3. 胎位不正、多胎妊娠等，也会使羊膜腔里压力增大，发生胎膜早破。

4. 孕期性生活不慎引起羊膜绒毛膜感染，特别是精液中的前列腺素会诱发子宫收缩，引发胎膜早破。

5. 其他因素如孕期剧烈咳嗽、猛然大笑或暴怒以及做重体力活等，都可能使腹腔压力急剧增高，致使胎膜破裂。

营养与饮食

　　这个月准妈妈的新陈代谢达到了高峰，需要更加全面、均衡的营养供应。多吃富含膳食纤维的果蔬，改善便秘的同时，也能摄取足够的营养。准妈妈胃部容纳食物的空间不多，所以不要一次性地大量饮水，以免影响进食。

孕9月体重管理

　　此时，胎宝宝大约有45厘米长、2.5千克重，像一个小西瓜。而准妈妈的体重以每周约500克的速度增长，几乎有一半重量长在了胎宝宝身上。准妈妈在补充营养的同时，也要预防营养过剩，以免增加分娩困难。

关键营养素

维生素B₂

准妈妈缺乏维生素B_2会妨碍铁的吸收、储存和运转，易造成缺铁性贫血，影响胎宝宝的生长。建议准妈妈日常适量食用富含维生素B_2的食物，包括动物肝脏、鸡蛋、牛奶、豆类、油菜、菠菜、青蒜等。

建议每日摄取量：
1.5 毫克。

铁

现在，胎宝宝的肝脏以每天5毫克的速度储存铁，此时铁摄入不足，胎宝宝出生后易患缺铁性贫血；准妈妈如果缺铁，会感到倦怠乏力、食欲减退。临近产期，准妈妈需要一个健康的身体以及好的精神状态来面对分娩。

建议每日摄取量：
29毫克。

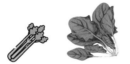

钙

本月，钙的摄入量如果不足，胎宝宝出生后就有发生软骨病的危险。此时，每天2杯牛奶已不能满足所需，还需再补充些富含钙的食物，如虾、虾皮、海带、紫菜、大豆及其制品等。

建议每日摄取量：
1000毫克。

维生素K

维生素K参与凝血因子的合成，有"止血功臣"的美称。如果准妈妈维生素K吸收不足，易引起凝血障碍，不但生产时出血较多，胎宝宝也容易发生出血问题。

准妈妈在本月，尤其要注意每天多摄入富含维生素K的食物，如花菜、白菜、菠菜、芦笋、西蓝花、紫甘蓝、奶酪和谷类食物等。必要时，可在医生指导下每天口服维生素K药剂，这样还可以增加母乳中维生素K的含量。

建议每日摄取量：
80微克。

铜

准妈妈在孕期如果摄入足够的铜，有利于降低分娩时胎膜早破、流产、早产的危险。一般食补即可，含铜量高的食物有：动物肝脏、豆类、蘑菇、腰果、土豆等。

建议每日摄取量：
0.9毫克。

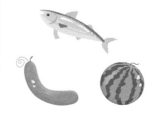

自己搭配饮食，给生活调个味

准妈妈心情不好的时候，可以尝试转移注意力，比如，自己搭配每天的饮食，并从中发现乐趣。搭配饮食时，主要遵循以下2个原则。

首先，要保证足够但不过多的热量，来确保脑细胞的正常生理活动。准妈妈可以在食物的色、香、味上做文章，以刺激胃口，增强食欲。其次，人脑需要维生素和矿物质来转化葡萄糖，因此，要多吃绿色、多叶、含镁丰富的蔬菜，例如卷心菜、芹菜、油麦菜等。

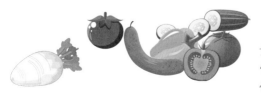

牛奶、红肉、豆制品中所含的优质蛋白质可以提供色氨酸，它在体内可产生5-羟色胺，能起到舒缓情绪的作用。

体重长太快，用蔬菜代替高糖水果

孕晚期是胎宝宝生长发育十分迅速的时期，如果准妈妈此时的体重增长过快，则应适当限制能量的摄入。大多数蔬菜含糖量是低于水果的，因此，体重增长超标的准妈妈可以用能够生吃的蔬菜来代替一部分水果。

临近分娩，就别吃黄芪了

黄芪具有益气健脾的功效，与母鸡同炖食用，有滋补益气的作用。但快要临产的准妈妈除非有医嘱，最好别吃，以避免胎宝宝正常的生理规律被干扰，从而造成难产。

体重超标，也别克扣口粮

很多准妈妈在孕晚期猛然发现体重超标，想通过节食的方法来控制体重，这种做法不管是对准妈妈的健康、胎宝宝的发育，还是日后的分娩都不好。与其节食，不如多走动，多消耗。

黄瓜、白萝卜、番茄等蔬菜热量低、营养丰富，适合孕晚期体重增长过快的准妈妈食用。

如果孕晚期确实出现了体重超标的问题，准妈妈可以咨询医生或营养师，制订科学的食谱。要知道，想要在孕9月立即减掉超标的体重是不现实的。如果之前没有控制好体重，孕晚期只能有意识地适当控制，不要盲目通过减少主食量来减肥。

消肿能手——冬瓜

　　准妈妈孕晚期很容易发生水肿，形成粗脚踝、萝卜腿，在行动上也会不方便。冬瓜具有祛湿消肿的效果，并且还可以利尿，能够有效缓解怀孕期间的水肿。此外，冬瓜中的各种维生素和微量元素含量比较高，用冬瓜做成冬瓜炒肉、冬瓜汤等美味可口的菜肴，也有利于增进准妈妈的食欲。

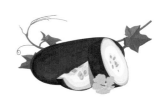

喝点热汤预防感冒

　　好不容易到了孕9月，准妈妈更要积极预防感冒。只要家中有人感冒，就要赶快戴上口罩。同时要避免接触感冒家人使用的碗碟。对于已经感冒的准妈妈来说，喝点热饮，之后盖上被子，微微出点汗，再睡上一觉，有助于降低体温，缓解头痛、身痛。

橘皮姜片茶

橘皮、生姜各10克，加水煎，喝时加红糖调味。

姜蒜茶

大蒜、生姜各15克，切片加水一碗，煎至半碗，喝时加红糖调味。

杭菊糖茶

杭白菊30克，白糖适量，加适量开水浸泡，代茶饮。

姜葱茶

生姜片15克，3厘米长的葱白2段，加水煮沸后加红糖调味。

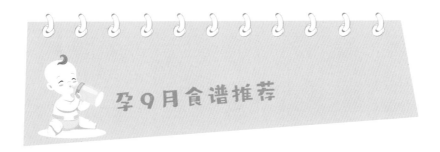

孕9月食谱推荐

准妈妈本月要避免食用高热量、高脂肪的食物,可适当多吃一些富含维生素和膳食纤维的食物,改善便秘状况,也帮助降低分娩风险。

养胎营养餐

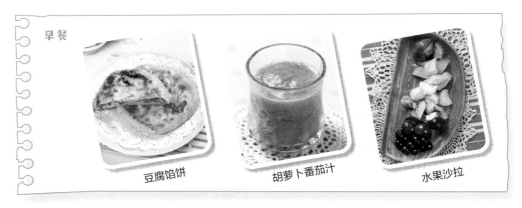

早餐

豆腐馅饼

胡萝卜番茄汁

水果沙拉

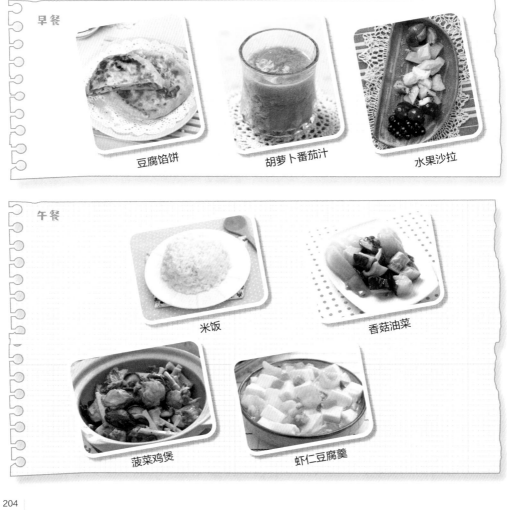

午餐

米饭

香菇油菜

菠菜鸡煲

虾仁豆腐羹

日间加餐

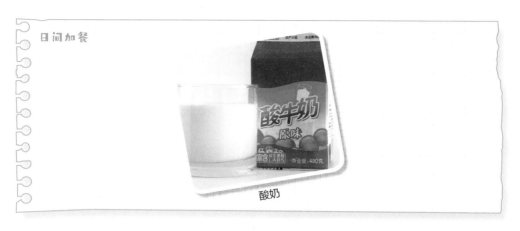

酸奶

晚餐

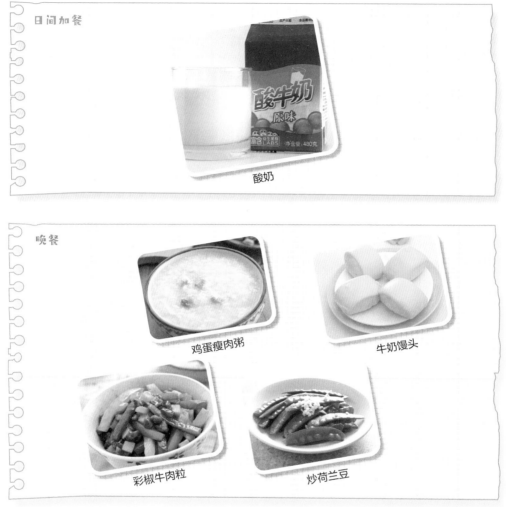

鸡蛋瘦肉粥

牛奶馒头

彩椒牛肉粒

炒荷兰豆

晚间加餐

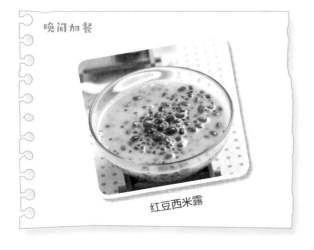

红豆西米露

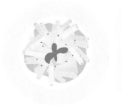

关注生活细节

在孕晚期，对于生活中的一些小细节，准妈妈还是要特别注意的。

准妈妈的作息影响新生儿的作息

有研究表明，宝宝在新生儿时期的作息习惯与妈妈在孕期的作息习惯相关，尤其在早睡和晚睡方面。准妈妈晚上睡不着，小家伙也会在同样的时间段难以入睡。所以，为了自己的身体健康，也为了宝宝出生之后作息良好、照顾起来更轻松，准妈妈一定要规律作息。

胎宝宝入盆了吗

想知道肚子里的宝宝有没有入盆，可以通过以下5种情况来判断。

小腹坠痛
胎宝宝入盆时会向下方移动，准妈妈的阴部会受到压迫，感觉到小腹、阴部有疼痛感。

准妈妈肚形变化
胎宝宝入盆后，准妈妈的肚子会发生变化，明显感到向下坠。

伴有假性宫缩
胎宝宝下移时会出现假性宫缩。

准妈妈尿频
准妈妈膀胱会受到压迫，容易出现尿频甚至漏尿的情况。

呼吸顺畅
胎宝宝入盆后，就解放了准妈妈的心肺，准妈妈呼吸困难的问题迎刃而解。

孕晚期，就别过性生活了

猴哥聊孕产

　　子宫在孕晚期容易收缩，因此要避免物理性的刺激。此外，胎宝宝已经成熟，子宫已经下降，宫颈口也逐渐张开。如果这时候同房，感染的可能性较大，可能会造成胎膜早破和早产。孕晚期，尤其是在临产前1个月，为了准妈妈和胎宝宝的安全，应避免性生活。

边遛弯边摸肚子不可取

　　抚摸胎教是准爸妈和宝宝之间最早的交流，适当的抚摸、轻拍，能加强父母和宝宝之间的情感交流和联系，还可以锻炼宝宝的触觉神经和运动神经。但是一边遛弯一边摸肚子，其实是不正确的。

　　如果准妈妈经常有一阵阵腹壁变硬的感觉，可能是发生了不规则的子宫收缩，此时就不能用手抚摸肚子，以免引起早产。此外，如果准妈妈有不良产史，如流产、早产、产前出血等情况，在37周前，未足月时也最好不要使用抚摸胎教。

　　如果准妈妈在抚摸肚皮时，感觉胎宝宝动得异常，就要立即停止抚摸，并感觉胎动，如果胎宝宝的异常持续，可能要考虑就医。

抚摸孕肚是爱意的表现，但也要随时注意胎动。

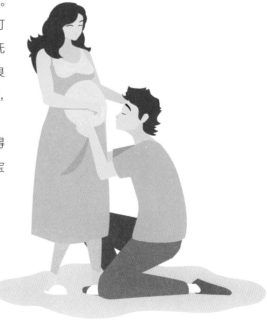

随时做好入院准备

孕9月末，准妈妈要做好随时入院生产的准备。不要紧张，按照下面的步骤做，多给自己一点信心就可以了。

每天洗澡

尽可能每天洗澡，淋浴或只擦擦身体也可以。特别要注意保持外阴部的清洁。洗澡时，水温保持在38℃左右。

吃好睡好

充分摄取营养，充分休息，以积蓄体力。因为初产妈妈从宫缩加剧到分娩结束通常需要12~16个小时，所以一定要保存体力。

不要独自离家太远

因为不知道什么时候，会在哪儿开始宫缩，因此准妈妈要避免一个人在外走得太远，可以买买菜、短途散步。如果去远处，要将地点、时间等向家里人交代清楚，最好在家人的陪伴下外出。

再确认一下住院准备的落实情况

确认好要带到医院的物品、接送车辆的安排，与准爸爸和家人随时保持联系，安排好不在家期间的事情等。

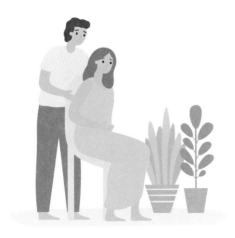

准爸爸的陪伴会让准妈妈感到安心，临近分娩，准爸爸要清点准备带到医院的东西，以备随时入院。

月嫂推荐的超全待产包

衣物类	便于哺乳的前扣式睡衣、出院衣物、帽子、袜子、哺乳文胸、吸奶器、防溢乳垫、纯棉内裤、束腹带、保暖带后跟的拖鞋（一定要防滑）
卫生用品	产妇卫生巾、卫生纸、刀纸、会阴冷敷垫（自然分娩用）、面巾纸、一次性马桶垫、防护口罩
洗浴类	毛巾3条（擦脸、身体和下身）、牙刷、牙膏、漱口杯、洗面奶、擦洗乳房的方巾2条、盆2个（洗下身的盆、热敷或者清洗乳房的盆各1个）、梳子、镜子、衣架、扎头发的皮筋
食物及餐具	饼干、喝水杯、餐具1套、保温瓶、弯头吸管、红糖、运动型饮料
证件类	夫妻双方身份证、产检病历及围产卡、准生证、医保卡、无偿献血证、母子健康手册（"小卡"）

哺育用品	奶瓶、奶瓶刷、奶瓶清洗剂、碗、软勺、蒸汽消毒锅、围嘴
洗护用品	小盆2个、隔尿垫、纸尿裤（NB号）、婴儿棉柔巾、柔纸巾、棉棒、护臀膏、毛巾2条、纱布巾2条（1条用来洗臀部，1条用来洗脸）
衣物类	和尚衣、婴儿帽、袜子、包被（有的医院可能会提供，可提前问清楚）

洗浴类	毛巾、牙刷、护肤品
衣物类	袜子、内衣、拖鞋等
其他	手机及充电器、相机、数码摄像机、记事本、笔

学习母乳喂养知识

母亲的乳汁是宝宝的最佳食物，如果准妈妈想要母乳喂养宝宝，那么从孕晚期就要开始做母乳喂养的准备了。

在营养均衡的基础上，最好适当增加优质蛋白质的摄入，并适当多吃富含维生素及矿物质的食物，为产后泌乳做好营养准备。同时，也要多了解产后哺乳知识，例如：产后30分钟至2小时内必须开始哺乳，奶水过多就要备一个吸奶器，等等。

分娩医院怎么选

从怀孕开始到分娩，建议准妈妈定期去同一家医院产检，这样有利于医生在了解准妈妈身体的情况下为其接生。准妈妈在入院待产前，最好弄清楚以下问题，如果准妈妈需要去非产检的医院生产，也可以从这几个方面考虑，尽量在预产期来临之前就做好决定。

● 医院环境的好坏

就医是否方便，是否拥堵，医疗服务人员是否专业、认真等方面都要一一考虑。准爸爸或其他人最好提前去医院考察一下，看看是否有舒适的就诊环境、优质的医疗服务，床位是否紧张、能否自由选择，产妇住的病房是否整洁无异味，以及医院的配餐如何等。

● 交通是否方便

即使是经常去产检的医院，如果太远，也有可能耽搁分娩，所以最好从一开始就选择离家较近的医院。

● 是否提前入院

医生的水平如何对于外行人来说是很难判断的。准爸妈可以先从多种渠道收集有关信息，再做选择。高危准妈妈要了解一下是否可以提前住院待产。

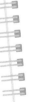

● 是否有相关的新生儿服务

要了解在分娩的全过程中，医院是否提供胎心监控；宝宝出生后，医院是否提供新生儿游泳和按摩、抚触等服务；针对新生儿的检查制度是否完善。

● 母婴分室还是母婴同室

母婴分室，宝宝会被放在新生儿室由专人看护，妈妈产后能得到较好的休息。缺点是妈妈可能还没来得及知道宝宝的状况以及带宝宝的方法，就出院了。如果是母婴同室，虽然妈妈有时休息不好，但是可以和宝宝保持亲密接触，让自己的爱心陪伴着小宝宝。

● 是否提供无痛分娩

无痛分娩针能极大地缓解分娩疼痛，准妈妈可以事先了解一下医院是否提供无痛分娩服务，注意要了解具体的细节，比如能不能随时打无痛分娩针。

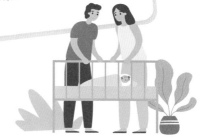

加强锻炼盆底肌

准备自然分娩的准妈妈不可避免地会担心一个问题：侧切。实际上，不是所有自然分娩的准妈妈都会面临侧切，准妈妈现阶段可以注意加强盆底肌的锻炼，经常练习凯格尔运动，这对于增加盆底肌群柔韧度很有帮助，可以有效避免会阴裂伤或侧切。

孕9月运动：放松全身

孕9月，准妈妈已非常辛苦，但仍要坚持做适当的运动。有研究表明，在怀孕期间保持适度运动的准妈妈，分娩时间将缩短3个小时。如果再加上系统的孕期知识学习，分娩时间可缩短6个小时，并且能明显减少产后出血的情况，自然分娩率大大提高。

深呼吸

孕晚期，浅呼吸不能满足身体对氧的需求。健康的呼吸运动可以清除身体的紧张情绪，将体内废气排出。

深深吸气，使肺部完全被气体充满，然后慢慢从口中呼出，让气流带着紧张情绪从头顶流向脚趾，流出体外。准妈妈反复这样地深呼吸，可以让压力得到不断释放。

腰部运动

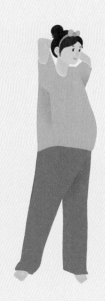 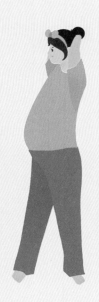

第一步：站立，双腿分开略大于肩宽。双手抱头，向左转90度，身体跟着向左转。

第二步：再向右转头、转身。左右各做10次。

做胎教更聪明

就快要见到宝宝了，这是让准妈妈期盼和紧张的事情。不要过分担心，调整好心态，储备好精力，为分娩做好准备。准妈妈要在心里这样暗示：我的宝宝已经经过严格的产检了，一定会是个非常健康的孩子。

给胎宝宝编首童谣

准妈妈可以舒服地坐在椅子上，慢声细语地对腹中的胎宝宝念着自编的儿歌。准妈妈看起来好像是一个人在自言自语，实际上，还有一个忠实的听众在那里配合着准妈妈手舞足蹈呢。

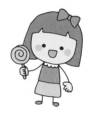

练习书法，修身养性

闲暇时，准妈妈可以多练习书法，放下手机，拿起久违的毛笔、钢笔，细心体会书写的魅力。唐诗宋词、儿歌童谣、散文诗歌、童话故事等都可以作为书法练习的内容，这样不但能修身养性、培养耐心和毅力，还能增强胎宝宝的语言印象呢！

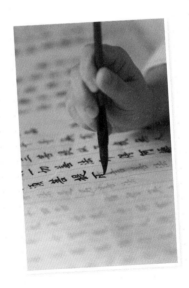

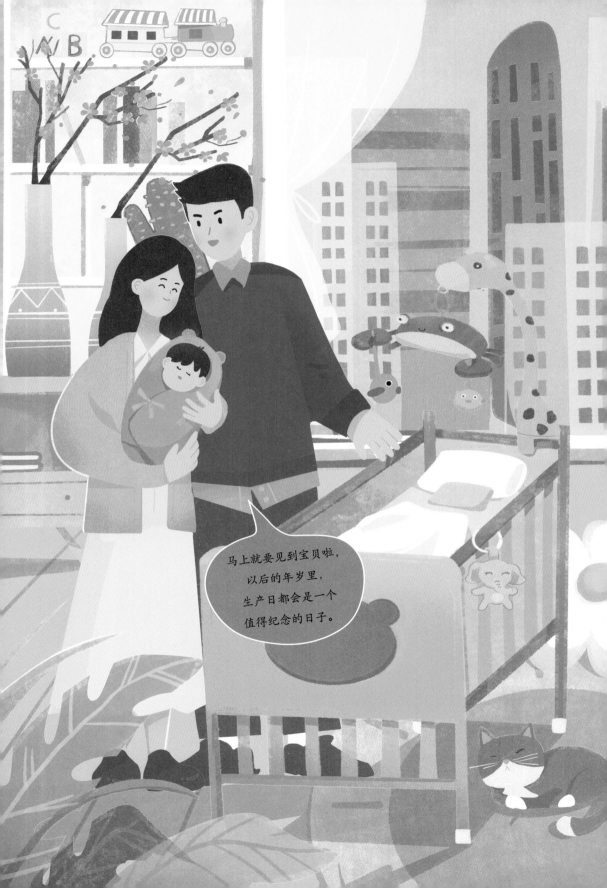

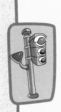

孕10月

（37~40周）

终于来到了这里，

准妈妈真是辛苦了！

在最后的日子里，

胎宝宝已经入盆，

也做好了出生的准备；

膝盖紧挨着鼻子，

大腿紧贴着身体，

全身缩在一起，

蓄势待发，

随时准备给爸爸妈妈一个惊喜。

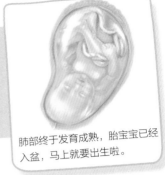

胎宝宝
蓄势待发的小天使

肺部终于发育成熟，胎宝宝已经入盆，马上就要出生啦。

最后一个月，胎宝宝会增重500~1000克，其中，脂肪占体重的15%，有利于出生后调节体温。这时候的胎宝宝已经具备了70多种不同的反射能力。子宫内的空间越来越拥挤，胎宝宝已经做好准备，要出来看看这个世界了。

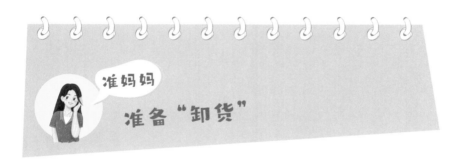

准妈妈
准备"卸货"

身体：假宫缩变成真宫缩，开始泌乳

准妈妈的宫缩越来越频繁，并有可能伴随着阵痛，那是宝宝即将出生的征兆。胎宝宝入盆后，准妈妈的肺部和胃部会舒服很多，呼吸和进食也会比之前顺畅不少。离分娩越来越近，子宫、阴道都在变软，乳房也在为哺乳做着准备。有的准妈妈甚至会提前泌乳，不用紧张，也不要过度刺激乳房。

情绪：惴惴不安，等待宝宝呱呱坠地

随着分娩日期的临近，准妈妈也在惴惴不安地等待着那一刻的到来。现在需要做的就是放松心情，避免因为对分娩的恐惧造成心理性难产。

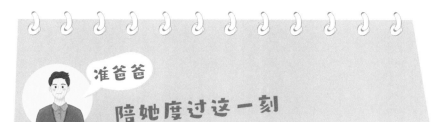

准爸爸
陪她度过这一刻

不只准妈妈，准爸爸也会开始担心，不知道如何度过最后的关键时刻。准爸爸可以与医生或护士沟通，了解宝宝的健康状况，也可以积极学习分娩知识，为准妈妈做一些力所能及的事情，做好充分准备的准爸爸，往往能让分娩过程更加顺利哦。

是时候决定要不要陪产了

准妈妈分娩时，如果能有准爸爸陪在身边，能够有效地缓解不适。如果准爸爸晕血，或者对产房中发生的事感到恐惧，也不用勉强自己。如果担心准妈妈一个人应付不来，也可以事先和准妈妈商量，看看能不能找个导乐。不同医院对导乐的安排可能不同，需要提前询问医生。导乐会在整个生产过程中陪在产妇身边，充当"眼睛""耳朵"和"嘴巴"，让医生随时了解准妈妈的情况，促使产程缩短。如果准爸爸决定陪产，且医院允许陪产的话，可以尝试做到以下几点。

- 准妈妈宫缩时，陪她一起呼吸，帮她调节呼吸的频率和节奏。
- 如果准妈妈在分娩过程中过于紧张和难受，要帮忙向医生传达她的感受。
- 用湿毛巾给她擦汗，递食物和水。
- 帮准妈妈改变姿势，让她更舒服。
- 宝宝出生时，告诉她是男孩还是女孩。
- 如果医院允许，爸爸可以亲手剪脐带。

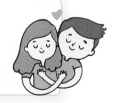

告诉妻子："你辛苦了！"

当妻子筋疲力尽地被护士从产房推出来时，新爸爸别忘了及时地"献殷勤"，表示自己的感激和喜悦。不论是什么样的方式，只要能让妻子感受到爱意都可以。需要注意的是，如果选择给妻子送鲜花，要考虑有的宝宝可能会对花粉过敏，所以鲜花最好不要摆在病房里。

特别提醒各位新爸爸：妻子出产房后，千万不要只跟着孩子，忽略了妻子。

拍下第一张全家福，记录这一刻

等待妻子休息好，宝宝也不哭闹时，就可以拿起手机，拍下你们的第一张全家福了。你和妻子可以握住宝宝的小手，拍个不露脸的全家福。如果要拍露脸照，记得询问妻子的意见，帮她整理一下头发、调整好姿势，记录下人生的重要时刻。然后，就可以向亲朋好友分享新生命降生的喜悦啦！

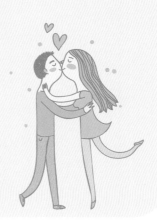

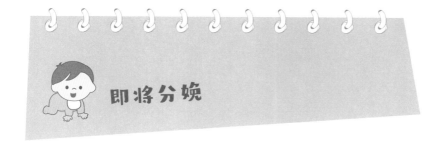

即将分娩

进入孕10月，产检频率为每周1次。除了常规检查，还需要进行分娩前的一系列检查。本月准妈妈要密切监测胎动，并进行最后一次B超检查。

孕10月产检项目清单

☐ 常规项目检查

☐ 胎心监护、胎动监护

☐ 血常规、尿常规

☐ 内诊检查

☐ 检查宫高、腹围

☐ 子宫触诊以确定胎宝宝的位置

☐ B超检查

☐ 与医生讨论准妈妈关心的问题

（以上检查项目可作为产检参考）

最后一次B超检查

这是准妈妈在怀孕期间的最后一次B超检查，主要确定最终的胎位、胎宝宝大小、胎盘成熟程度、有无脐带绕颈、羊水有无过少或过多等现象。医生在预测准妈妈正常自然分娩可能性的同时，还可以对异常情况及时进行判断和处理，帮助准妈妈决定是自然分娩还是剖宫产。

评估胎宝宝发育情况的主要指标是体重，一般来说，孕期体重增加越多，胎宝宝就会越重。但B超检查单上推算出的体重不一定完全准确。

羊水的性状、多少等能很好地反映宫内状况。在B超检查中，如果羊水中可见浓稠、致密的光点，提示可能是羊水浑浊。孕早期的羊水为无色，随着胎宝宝器官的不断发育，羊水中的有形成分增加，从而逐渐变得浑浊。随着胎宝宝渐渐长大，足月时的羊水本身就会较浑浊，这是安全的羊水浑浊现象，准妈妈无须担心。

临产前B超检查报告单示例

超声测量：

名称	测值（厘米）	名称	测值	名称	测值
双顶径BPD	9.51	FL/BPD	0.75	脐动脉S/D	2.7
头围HC	34.29	HC/AC	1.04	搏动指数PI	0.98
腹围AC	32.82	FL/AC	0.22	阻力指数RI	0.62
股骨长FL	7.13	体重[克]EFW	3150	羊水指数	16.77

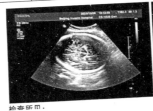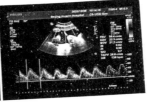

检查所见.

超声所见：

胎儿：头位，胎儿数单胎

胎心胎动可见。

胎盘：位于前壁，成熟度Ⅰ，因胎儿孕周及体位影响，胎儿部分肢体及颜面显示欠清。

脐带绕颈：0周。胎儿心率：139次/分。

估计体重
胎宝宝体重的决定因素很多，比如基因、准妈妈的出生体重、准妈妈孕期体重及孕期的营养等。

羊水指数
羊水指数大于24厘米为羊水过多，小于8厘米为羊水偏少。此报告单上羊水指数为16.77厘米，属于正常。

胎位
头位是正常的胎位，臀位表示准妈妈分娩时可能需要剖宫产。如果宝宝体重小于3500克，准妈妈骨盆条件好，医生可能会让准妈妈试着自然分娩。

胎盘成熟度
胎盘成熟度分为0、Ⅰ、Ⅱ、Ⅲ四个等级，通常29周前为0级，29周到足月是Ⅰ~Ⅱ级，提示胎盘日趋成熟，Ⅲ级提示胎盘已经成熟并趋于老化。

产前必须进行血小板检查

大部分血小板减少的情况会出现在孕晚期，一般由准妈妈免疫力下降，或妊娠期高血压等妊娠合并症导致。为了防止分娩时阴道撕裂或剖宫产时出现无法凝血的情况，准妈妈在临产前必须进行一次血小板检查。血小板减少症一般表现为皮肤及黏膜出血，表体可见出血点，或皮下成片出血而成紫斑，刷牙时牙龈、口腔出血，或者是便血、尿血等。如果出现此类情况，准妈妈不可大意，应避免外伤，提早入院待产，做好输血、补充血小板的准备。

新生儿溶血不必过于担心

如果准妈妈是O型血，医生可能会提到新生儿溶血的问题，其实不用过于担心。就算发生了比较糟糕的情况，医生也会及时处理。

胎位不正要提前去医院

胎宝宝一般在准妈妈腹中是"头朝下，屁股朝上"的，但有3%~4%的胎宝宝是"头朝上，屁股朝下"，这就属于臀位。危害最严重的是胎宝宝横在妈妈子宫里，易造成难产，准妈妈需要提早住院。

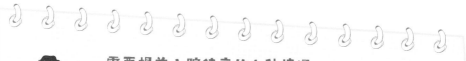

猴哥聊孕产

需要提前入院待产的6种情况

1.患有心脏病、妊娠期高血压、妊娠期糖尿病等合并症的准妈妈。

2.重度贫血或有血小板减少症的准妈妈。

3.胎位不正的准妈妈。

4.多胎妊娠的准妈妈。

5.有过急产经历的准妈妈（指从有产痛到完成分娩的时间少于3小时）。

6.出现胎盘血管前置的准妈妈。

选择合适的分娩方式

不同分娩方式对比

方式	分娩情况	优点	缺点	适宜或不适宜人群
自然分娩	产道自然娩出	产妇恢复快，并发症少；对胎宝宝的肺功能和皮肤神经末梢发育都非常有益	阵痛；分娩时间长；可能会出现阴道松弛和脱垂的情况，但大多可通过运动恢复	准妈妈身体健康，骨盆正常，无内外科合并症；胎宝宝胎位正常，大小合适
剖宫产	剖宫方式分娩	可挽救母婴性命；减少妊娠并发症和合并症对母婴的影响；免受产前阵痛之苦；时间短	产妇恢复比自然分娩慢；需面临手术危险；术后较疼痛	准妈妈、胎宝宝或产力等出现异常；不宜进行自然分娩，可选择剖宫产
无痛分娩	使产妇感受不到阵痛，目前采取的主要手段为硬膜外麻醉	减轻产妇的疼痛感、疲倦感。目前，无痛分娩大概能减轻70%的疼痛感	降低腹壁肌肉收缩功能，延长第2产程；极少数准妈妈可能会出现低血压、头痛、恶心、呕吐等并发症，但不会威胁生命	胎盘前置、胎盘早剥、胎儿宫内窘迫等情况不适合；准妈妈对麻醉药或镇痛药过敏或者耐受力极强，有凝血功能异常状况等不适合

自然分娩的条件

骨盆大小合适

准妈妈的骨盆大小和形状合适，胎宝宝才有可能顺利通过。

准妈妈产力足

只有经过充分的宫缩，才能使宫口扩张开全，这就需要准妈妈有足够的力气来承受疼痛。

胎宝宝大小和胎位正常

胎宝宝的大小是自然分娩的重要因素，另外，如果胎位不正，胎儿就有可能被卡住。

准妈妈的精神状态良好

焦虑、紧张会消耗准妈妈的体力，并增加对疼痛的敏感性，也会影响宝宝的下降及转动。

自然分娩究竟有多痛

分娩是很痛，但也并不像电视、电影里那样夸张，准妈妈不要被过度渲染的场景吓到。大部分准妈妈都可以忍受分娩的疼痛，先听听过来人对分娩疼痛的描述。

"宫口开全以前是越来越疼，尤其是两三分钟1次的时候，坠疼明显，为了生产时能有力气，我没有喊叫，只能轻轻地哼，所以浑身发抖，好在我宫口开得比较快。到生的时候就是一种排便的感觉，因为胎头压迫，反而感觉不到疼，只有胀，感觉胎头用力往外顶。总体来说，这种疼还是能够承受的。"

自然分娩"三部曲"

了解完整的分娩过程或许是消除恐惧最好的方法。自然分娩从规律的宫缩开始，到宝宝胎盘娩出为止，一般分为3个产程。

第1产程——开口期

从有规律的宫缩开始，到宫口开全，初产妇往往要经历12~14小时的阵痛，二胎或三胎产妇则需要6~8小时。

第1阶段，产道变软，子宫颈由紧闭变柔软，宫口开始缓缓张开，羊水和黏液会起到润滑作用，帮助胎宝宝通过产道。

第2阶段，子宫开始缓缓收缩，通过产生压力挤压宫口，子宫颈扩大，胎宝宝往下滑。

第3阶段，阵痛开始，宫口开始张开，开到1厘米左右后会暂停，然后以每次2~3厘米的速度缓缓张开，最后开到10厘米，能使胎儿的头部通过为止。

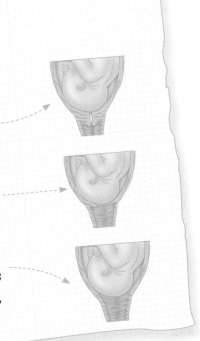

第2产程——分娩期

从宫口开全至胎宝宝娩出为止。初产妇要持续1~2小时，如果打了无痛针，最长可达4小时。二胎或三胎产妇可在1小时内完成。

第4阶段，宫口张开，羊水破裂，此时准妈妈会感觉有股温暖的液体从阴道流出。阵痛时会有排便的感觉。

第5阶段，每隔1~2分钟阵痛1次。阵痛时，准妈妈要根据医生的口令，进行正确的呼吸和用力。

第6阶段，胎宝宝出生。

第2产程的阵痛来势凶猛，准妈妈体力消耗极大，应努力保持清醒。听到助产士喊"哈气""吹蜡烛""别用力"时要停止用力，可以最大程度上减少撕裂的发生。胎头娩出后，准妈妈就不要向腹部用力了，要短促地呼吸，使其自然娩出。胎宝宝出生后，医生会剪断脐带。

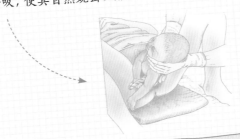

第3产程——娩出期

宝宝娩出后，分娩并没有结束，准妈妈需要继续将胎盘排出体外。

第7阶段，胎盘娩出。宝宝娩出后，宫缩会继续进行几次，以排出胎盘，这个过程需要5~15分钟，一般不会超过30分钟。

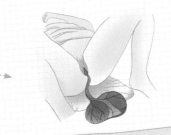

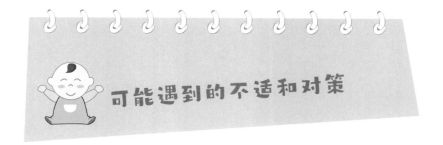

可能遇到的不适和对策

大多数准妈妈会平安诞下宝宝，但意外情况也可能发生，最好对这些情况有所了解，以做到谨慎对待。也请相信先进的医疗技术、技术精湛的医生以及认真负责的护理人员，他们会处理好可能遇到的问题。

冷静应对突发情况

分娩中突发情况的应对措施

突发情况	临床症状	应对措施
胎盘早期剥离	待产时，准妈妈的阵痛转变为持续性腹痛，且阴道出血增加	紧急实施剖宫产
胎儿窘迫	胎宝宝心率下降且不能恢复	先给准妈妈吸氧气、输液。如果胎心音仍未恢复正常，必须立即进行剖宫产
胎头与骨盆不相称	胎头太大或准妈妈骨盆腔过于狭窄，致使宫口无法开足，或是胎头不再下降	采用剖宫产
麻醉意外	采用无痛分娩和剖宫产分娩的准妈妈在使用一定剂量麻醉剂时，可能出现过敏或意外	麻醉师根据情况做出处理
脐带脱出	早期破水、胎头尚在高位及胎位不正时，脱出的脐带会受到胎头压迫，中断胎儿的血液及养分供应，并危及胎宝宝的生命	立即实施剖宫产
羊水栓塞	在产科学上是一种并发症，在分娩过程中，羊水中的胎儿细胞、胎脂或胎便进入母体血液导致	概率极低，医生根据情况采取抢救措施

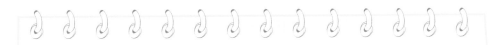

妈妈即将临盆，来不及去医院怎么办

猴哥聊孕产

如果宝宝即将出生，准妈妈却孤身一人在家，一定要先拨打120，再打电话给家人。记得打开家门，以免救护人员到了，准妈妈却疼得无法起身开门。平躺下来，在身下垫床干净的棉被，避免宝宝出生太快头撞到地面。如果情况允许，可以再准备好大毛巾，宝宝出生后可以裹起来保暖。宝宝并不一定在预产期那天出生，提前2周也有可能。

缓解阵痛的方法

之前提到，准妈妈从有规律的宫缩开始，到宫口开全，往往要经历12~14小时的阵痛，有的准妈妈甚至更久。在这里，教准妈妈几个缓解阵痛的方法。

来回走动

下床走动，一边走一边匀速呼吸。

扭腰

两脚分开，与肩同宽，深呼吸，闭上眼睛，同时前后左右大幅度地慢慢扭腰。

盘腿坐

盘腿坐，两脚相对，双手放在肚子或膝盖上轻按。

和准爸爸拥抱

双膝跪地，坐在自己脚上，双手抱住准爸爸，可放松心情。

抱住椅背坐

像骑马一样坐在有靠背的椅子上，双腿分开，双手反向抱住椅背。

过期妊娠，听从医生安排

如果平时月经周期规律，但妊娠超过42周仍没有分娩，就是过期妊娠。过期妊娠不仅会加重准妈妈的焦虑心理，而且可能会因为巨大儿，加大准妈妈的分娩难度。如果不及时处理或处理不当，还可能导致准妈妈难产、大出血，会直接威胁到准妈妈的生命。另外，也会造成胎宝宝因分娩时间过长而缺氧或窒息。如果出现过期妊娠，准妈妈要做到以下几点。

- 及时住院。明确胎宝宝是否有缺氧、巨大儿及羊水过少情况，并进行胎心监护。

- 做好胎动检测。胎动频繁或过少都表明胎宝宝缺氧。

- 时刻观察有无宫缩、见红及破水等临产征兆。

- 在医生的指导下适时促进分娩。

对于宫颈成熟度好，不存在胎宝宝缺氧、胎宝宝生长受限、羊水过少、巨大儿或其他产科合并症和并发症的准妈妈，可以用人工破膜、催产素催产；对于有上述合并症和并发症的准妈妈，医生会建议进行剖宫产。

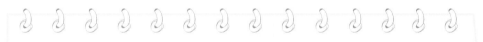

只有5%的准妈妈会在预产期当天分娩

医生根据末次月经计算的预产期只是一个大概日期，而末次月经与真正怀孕，在时间上最多可有2周的误差，况且准妈妈的排卵日可能提前或推后。另外，每个准妈妈的体质不同，胎宝宝的发育成熟度也不同，多数情况下，宝宝在预产期前后2周内出生，都是正常的。

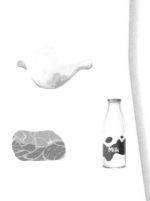

营养与饮食

本月饮食既要照顾到胎宝宝快速发展的需要，又要为分娩储备能量。准妈妈在饮食上宜清淡，少吃过咸的食物，防止加重水肿；可以适当多吃富含蛋白质、碳水化合物等能量较高的食物，为临产和以后的哺乳积聚能量。

孕10月体重管理

怀胎十月，每个准妈妈的增重各不相同。一般来说，增重8~14千克是相对安全和健康的。如果准妈妈怀孕前偏瘦，一般会比其他准妈妈有更多的体重增长。最后一个月，准妈妈即使胃口很好，也不能吃太多，避免给分娩增加困难。很多准妈妈容易因为情绪波动而影响食欲，此时，家人要多安慰和鼓励她，也要做一些开胃可口且营养丰富的食物，给准妈妈补充体力。

关键营养素

维生素B₁₂

本月胎宝宝的神经开始发育髓鞘（包裹在神经细胞轴突外面的一层膜，起绝缘和保护作用），这个过程将持续到出生以后。髓鞘的发育依赖于维生素B_{12}。维生素B_{12}几乎只存在于动物性食物中，准妈妈可以从瘦肉、家禽、牛奶及其制品中获得。准妈妈最好每天能够保证摄入2份肉类菜肴、1杯牛奶和1个鸡蛋来补充维生素B_{12}。

建议每日摄取量：
2.9微克。

铁

本月除了胎宝宝自身需要储存一定量的铁，还要考虑到准妈妈在生产过程中会失血。自然分娩的出血量为200~300毫升，剖宫产失血会达300~500毫升。准妈妈如果缺铁，很容易造成产后贫血。

建议每日摄取量：
29毫克。

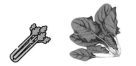

锌

胎宝宝对锌的需求在孕晚期最高。含锌丰富的食物，如肉类中的猪肝、猪腰、瘦肉等，海产品中的生蚝、扇贝、牡蛎等，豆类食品中的大豆、绿豆、蚕豆等，坚果中的花生、核桃、栗子等。

建议每日摄取量：
9.5毫克。

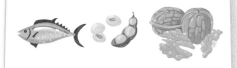

维生素B₁

维生素B_1不仅可以促进食欲，且对准妈妈神经系统的生理活动具有调节作用。因为维生素B_1在人体内仅停留3~6小时，所以必须每天补充。如果缺乏维生素B_1，会使糖代谢发生障碍，供能减少，带来肌肉无力和肢体疼痛，使分娩时子宫收缩缓慢，延长产程。

富含维生素B_1的食物有：谷类、豆类、坚果类，尤其在谷类表皮部分含量高。另外，动物内脏、蛋类及绿叶菜，如芹菜叶、莴笋叶等也是不错的食材。

建议每日摄取量：
1.5毫克。

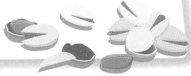

多吃点易消化的食物

在临近预产期的前几天，准妈妈适当吃一些热量比较高的食物，能够为分娩储备足够的体力。临产前，由于宫缩的干扰，准妈妈胃肠道分泌消化液的能力降低，因此，分娩当天吃的食物，应该选择能够快速被人体吸收和消化的高糖或淀粉类食物，以快速补充体力。少吃油腻的肉类，可选择鸡蛋、牛奶、酸奶、豆腐等来补充蛋白质，淀粉类食物可以选择馒头、杂粮粥、面条、面片等，还可适当吃些水果和蔬菜。

血糖不高，可以喝点蜂蜜水

蜂蜜是益脑增智的营养佳品，准妈妈适量食用蜂蜜对胎宝宝大脑的生长发育是有益的。孕晚期，准妈妈适当吃蜂蜜还可以缓解便秘症状。但蜂蜜也是高糖食品，准妈妈摄入过多，还容易引起腹泻，同时也并不推荐妊娠期糖尿病的准妈妈饮用。一般来说，每天用2~4小勺蜂蜜冲水饮用就行了。但是，喝蜂蜜水并不能收缩宫颈和加快开指。

优质蛋白是"产后助奶师"

准妈妈摄入丰富的优质蛋白，能使产后泌乳量旺盛，乳质良好。在动物蛋白中，牛奶和鸡蛋中的蛋白质很容易消化，而且氨基酸种类齐全，很适合准妈妈食用。而谷类、坚果、豆制品等可以提供植物蛋白，适合作为准妈妈辅助摄入的蛋白质来源。

产前饮食要少而精

因为担心分娩时的能量消耗，有些准妈妈在最后阶段为了储备能量，容易过量补充营养。其实，不加节制地摄取高营养、高热量的食物，会加重肠胃的负担，造成腹胀。准妈妈在产前可以少量吃一些精细的食物，如鸡蛋、牛奶、瘦肉、鱼虾和豆制品等，避免胃肠道充盈过度或胀气，有利于顺利分娩。

剖宫产前不要吃人参

有的准妈妈在剖宫产之前会通过进补人参来增强体质，为手术做准备。但是，人参中含有的人参糖苷，具有强心、兴奋等作用，准妈妈服用后容易出现大脑过度兴奋的情况，可能会影响手术顺利进行。

产前羹汤来助阵

临近分娩，准妈妈可以吃一些简单可口的羹汤，不仅可口美味，还容易消化，为分娩补充体力。这里列举椰汁玉米羹的制作方法。

椰汁玉米羹

原料： 椰汁、牛奶各150毫升，玉米淀粉100克，白砂糖适量。

做法： 玉米淀粉与椰汁搅拌成浓浆；把白砂糖、牛奶一起煮开，再加入浓浆，不停地搅拌成糊状；煮沸后，盛入碗中。

功效： 椰汁清甜可口，牛奶富含蛋白质，玉米淀粉含有碳水化合物，能快速为准妈妈补充体力。

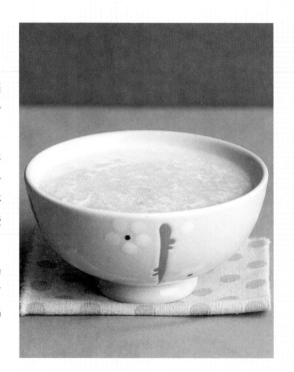

分娩前1天怎么吃

整个分娩过程一般要经历12~18小时，甚至更久的时间。准妈妈体力消耗巨大，所以待产期间的饮食不仅要富有营养，还要做到易消化。家人可以为准妈妈准备馄饨、面条、鸡汤等食品，以口味清淡为好。

● 自然分娩前少量吃巧克力

巧克力被誉为"助产大力士"，准妈妈在产前吃巧克力，可以缓解紧张，改善不良情绪。另外，巧克力可以为准妈妈提供足够的热量。在分娩开始和进行中，准妈妈也可以吃一两块巧克力，随时补充能量。但是，强烈不建议只靠巧克力补充能量，巧克力吃多了不容易消化，准妈妈宫缩痛或用力时非常容易呕吐。

● 剖宫产前1天怎么吃

剖宫产手术前1天的晚餐要清淡；午夜12点以后准妈妈不要吃东西，以保证肠道清洁，减少术中感染；手术前6~8小时不要喝水，以免麻醉后呕吐，引起误吸。

● 产程间隙补充热量

分娩需要耗费准妈妈大量的体力，所以在产程间隙也要补充能量，以保证有足够的力量分娩。

第1产程长达12~14小时，为了保证分娩时有足够的精力，准妈妈应该尽量吃饱喝足，食物以半流质或软烂为宜，鸡蛋面、面包、粥等。在第1产程期间，准妈妈每小时需要喝1杯250毫升的温开水，如果疼得没有办法起身喝水，可以在宫缩间隙喝或者用吸管杯喝。

第2产程需要消耗更多的体力，准妈妈这时要补充易消化的高能量食物，如蛋糕、巧克力等。

第3产程一般不超过半小时，可以不进食。分娩结束2小时后，可以进食半流质食物以补充消耗的能量。

如果产程延期，可以补充糖水、果汁等，以免准妈妈脱水或体力不支。

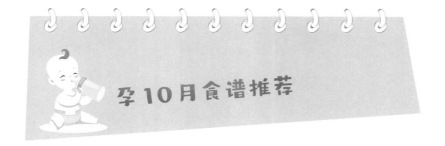
孕10月食谱推荐

最后一个月在食物的选择上，准妈妈可以选择体积小、营养价值高的食物，以减轻对胃部的压迫，尽量少食多餐，避免体重增加过快，减少分娩困难。

能量营养餐

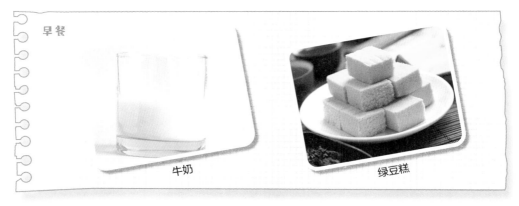

早餐

牛奶

绿豆糕

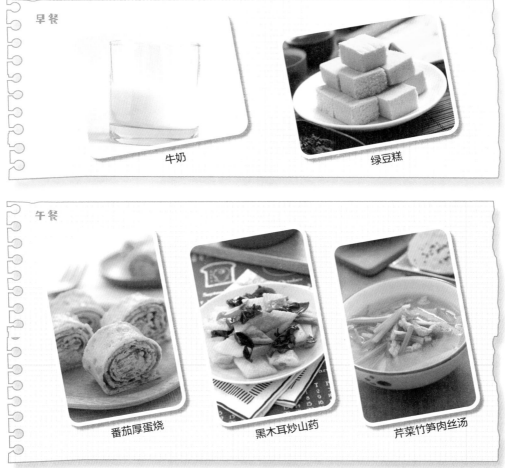

午餐

番茄厚蛋烧

黑木耳炒山药

芹菜竹笋肉丝汤

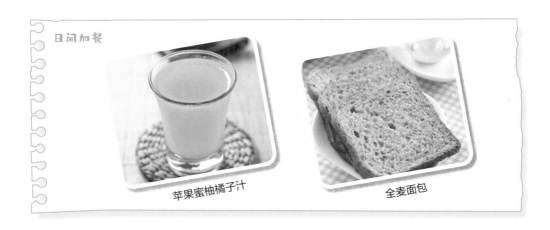

苹果蜜柚橘子汁　　　　全麦面包

晚餐

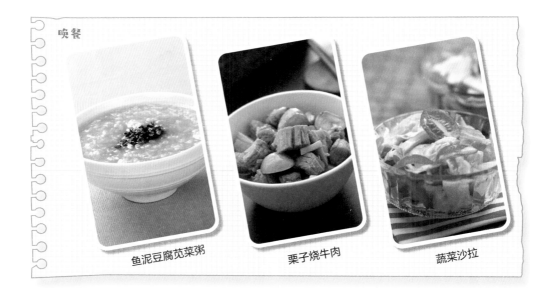

鱼泥豆腐苋菜粥　　　　栗子烧牛肉　　　　蔬菜沙拉

晚间加餐

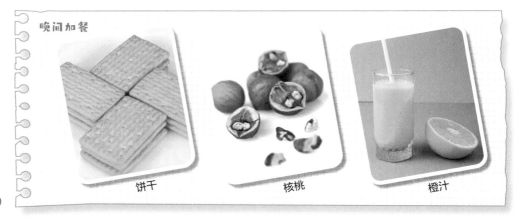

饼干　　　　核桃　　　　橙汁

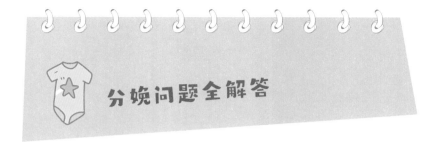

分娩问题全解答

准妈妈既要对自己能够成功分娩有信心，也要知道一些在医院待产时可能出现的突发情况。心理准备越充分，越有利于生产的顺利完成。

一定要在产检医院分娩吗

虽然不是硬性要求，但还是建议各位准妈妈，产检和分娩尽量在同一个医院，这样医生可以充分了解准妈妈整个孕期的情况，以便在分娩过程中及时应对突发情况。如果在其他医院分娩，医生又要重新了解产妇在上一个医院产检的情况。此外，换了医院以后，有些检查还需要重新做，对准妈妈来说也是一桩费钱费力的事。

提前了解产房环境

在分娩前，很多医院也会开设"助产士门诊"，让准妈妈提前熟悉产房环境，有助于缓解准妈妈对分娩的畏惧心理。

产床

产床是固定在产房内的，有专门帮助产妇分娩的支架，有些部位可以升高或降低，床尾可以去掉。

胎儿监护仪

可以时刻记录下准妈妈的宫缩和胎宝宝心跳。

保温箱

因新生儿的热量容易散失，为防止体温过低的情况发生，有时需要将其放入保温箱内。

氧气设备

在待产室和产房都有吸氧设备，宫缩时胎儿的血液和氧气供应都受到一定程度的影响，吸氧会使胎儿体内的氧气储备增加，增加其对宫缩的耐受能力。

吸引器

少数新生儿口腔内仍有羊水甚至胎粪，这时候就需要用吸引器吸出。

宫缩、破水、见红，到底哪个先来

感觉肚子痛，准妈妈第一个反应就是"要生了"。想要确认是不是真的要生了，准妈妈需要了解并且掌握分娩前兆，减少不必要的紧张、忙乱。

最普遍的分娩前兆是：准妈妈先有宫缩，开宫口了进医院，然后见红，最后破水。但实际上，有些准妈妈对宫缩并不敏感，因此，可能会先见红，通常是粉红色或是褐色的黏稠液体，或是分泌物中的血丝，然后才会感受到规律的宫缩，接下来宫口打开，就需要去医院了。

还有些比较少见的情况，只占10%左右，那就是准妈妈先在家里破了水，例如在上厕所时给了腹部一定的压力，或者羊膜本身就有发炎症状，破水就先发生了。然后见红，最后才出现不规则的宫缩，宫口大开。

见红是不是就意味着快分娩了

实际情况是，很多准妈妈见红后几天，甚至1周后才分娩，个体差异很大。一般见红后会进入产程，但是初产妇的产程时间较长，这个时候准妈妈可以不着急去医院，等出现有规律的阵痛再去也行。

二胎妈妈一般见红后没多久就分娩了，所以，二胎准妈妈要早做准备。相比头胎，二胎分娩会相对容易一些。

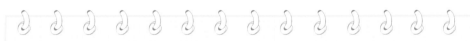

出现强烈便意要忍住

用力分娩的感觉与想要大便的感觉是非常相似的。准妈妈不和任何人打招呼，独自去卫生间，结果宫口大开，胎儿的头部都露出来了，甚至一下将宝宝生出来的情况都是有的。如果医生检查后发现准妈妈的子宫颈口已经张开，就不会允许准妈妈在病房上卫生间，需要进产房待产了。

自由体位分娩，更适合害怕的准妈妈

说起分娩体位，比较常见的是仰卧位和侧卧位，生孩子并非只有躺着一种姿势。没想到吧，分娩姿势也是可以自定义的。可以采取站立位、坐位、蹲位甚至跪位来分娩。

自由体位分娩的好处

1. 改善准妈妈的心理状态，预防心理性难产。

2. 对于一些异常的胎位，可通过自由体位增加阴道分娩率，缩短产程。

3. 自由体位还可以增加准妈妈分娩时的舒适度，缓解疼痛，减少宫颈水肿和会阴损伤。

但在实际中，并不是每家医院都可以自由体位分娩，因为这对医生的要求比较高。实际分娩过程中，医生对哪种体位接生经验丰富，准妈妈就应用哪种方式生产。

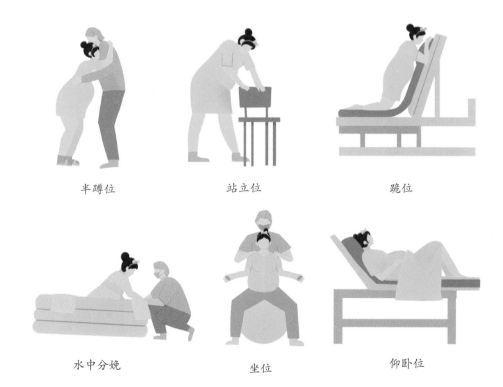

半蹲位　　　　　　　站立位　　　　　　　跪位

水中分娩　　　　　　坐位　　　　　　　仰卧位

自然分娩都要阴道侧切吗

有些胎宝宝头较大，在通过狭小的会阴时，可能会造成会阴撕裂。为了避免损伤，保护盆底肌肉，医生在接生时会采取"会阴侧切"的方法，使会阴形成整齐的伤口，便于缝合和康复，将分娩带给准妈妈的伤害降到最低。术后，新妈妈大多不用止痛药也能忍受切口处的疼痛。但不是每个准妈妈分娩时都需要侧切，当宝宝中等大小、妈妈会阴条件好、具有很好的弹性和延展性时，就不需要侧切。

剖宫产哪种切口好

传统的剖宫产基本上都是采用纵切口，肚子上的神经血管大部分是纵向行走的，做纵切口，对神经血管的伤害会小一些。但是纵切口伤口不易恢复，疤痕比较明显。现在很多医生会建议准妈妈采用横切口，优势在于美观，因为横切口遵循着皮肤的生理纹理。

分娩的时候，呼吸和发力怎么配合

在分娩过程中，出于紧张，准妈妈的呼吸频率会加剧，这个时候需要主动调整呼吸，可缓解压力，增强准妈妈的自我控制意识。准妈妈可以尝试将呼吸的频率调整为正常的1/2，随着宫缩频率和强度的增加则可选择浅式呼吸，其频率为正常呼吸的2倍，不适达到最强时选用喘吹式呼吸，即4次短浅呼吸后吹一口气。换气的要点如下。

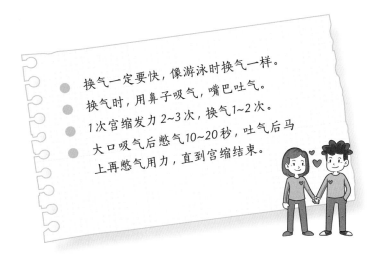

- 换气一定要快，像游泳时换气一样。
- 换气时，用鼻子吸气，嘴巴吐气。
- 1次宫缩发力2~3次，换气1~2次。
- 大口吸气后憋气10~20秒，吐气后马上再憋气用力，直到宫缩结束。

什么情况下要催产

需要催产的情况主要分两种。一种是准妈妈已进入产程，胎宝宝也已经足月，但准妈妈出现了产力不足、剧烈疼痛以及疼痛间隔较长等情况，不利于分娩。这时注射催产素，能够加强产力。第二种是准妈妈已经过了临产期，但是宝宝没有任何动静，这时可以在医生的指导下，通过催产运动来做到自然催产。只要过了41周仍未分娩，就可以联系医生催产了。42周后，准妈妈的胎盘已经老化，其功能变差，羊水也变少了，这时催产效果不佳。

运动催产法

每天晚上临睡前做慢下蹲运动，开始以5个慢下蹲为一组，做2组就可以，然后逐渐增加到每晚4组。下蹲时动作一定要慢，不用蹲得特别完全，可以是扶床做到半蹲，然后再慢慢起来，坚持做几天。

淋浴催产法

用温水淋浴，反复地冲洗隆起的腹部。一边冲洗，一边用手掌温柔地轻抚腹部。可以把沐浴次数增加到每天2~3次，但注意水温不要过热或过冷，保持在38~40℃，每次沐浴时间不要超过15分钟。

药物催产

催产针的主要药物成分就是缩宫素（催产素），适量使用，对胎儿的健康一般没有影响。催产针的原理也是引起子宫收缩。注射催产素一般都会有医护人员随时看护，通过调节药物浓度和滴注的速度，控制子宫收缩的频率和强度。

乳头刺激法

刺激乳头和乳晕，可以诱发内源性催产素的释放，导致子宫收缩。每天早、中、晚用温湿毛巾轻轻刺激乳头和乳晕，每侧1分钟，交替进行。出现宫缩时，可以暂停，宫缩消失再刺激。

越放松，分娩越顺利

到目前为止，自然分娩仍是最理想、最安全的生产方式。产力、产道和胎宝宝这三个关键因素决定准妈妈是否可以顺产。如果准妈妈在分娩时能够放松身心，身体肌肉和骨盆也处于放松状态，宝宝会更容易通过产道；准妈妈心情一旦紧张，肌肉则会绷得很紧，分娩就容易出现困难。

● 阵痛时请深呼吸，大声喊叫很耗力

大声喊叫对分娩毫无益处，准妈妈还会因为喊叫而消耗体力，不利于宫口扩张和胎宝宝下降，反而会觉得更加疼痛。

准妈妈应尽量抓紧宫缩间歇休息，保存体力。如果阵痛确实难以忍受，可通过深呼吸、按摩等方式缓解疼痛。

● 来回走动，增加宫缩强度

如果准妈妈处于临产的早期，还需要四处走动，多活动一下。可以在医生的建议下，在医院的走廊里散步或者爬楼梯等，加速产程。必要的话，可以请准爸爸在一旁搀扶。适当活动是好的，但是，不要认为肚子不是很疼，就私自离开医院，这是很不安全的。

● 积极配合医生

胎宝宝的出生，是准妈妈和医生齐心协力的结果，准妈妈在分娩时努力配合医生，不但能保障母婴平安，还能缩短分娩时间。

1. 要将注意力集中在产道或阴道。

2. 收下颌，看着自己的脐部，身体不要向后仰，否则会使不上劲。

3. 如果采用的是仰卧位，尽量分开双腿，脚掌稳稳地踩在脚踏板上，脚后跟用力。

4. 紧紧抓住产床的把手，像摇船桨一样，朝自己这边提。

5. 背部紧紧贴在床上，才能使得上劲，用力时不能拧着身体。

6. 不要因为有排便感而感到不安，或者因为用力时姿态不好看而觉得不好意思，只有尽可能配合医生的要求，适当地用力和卸力，才能达到最佳效果。

● 关键时刻别犹豫

生产是一个复杂的过程，有许多不可预测的因素存在。如果出现不良情况，在必要的情况下，家人也不要迟疑，应该尽量配合医生实行侧切或转剖宫产。

剖宫产前的准备工作

很多人认为，剖宫产只需要付出一个小小刀口的"代价"，是一种快捷、轻松的分娩方式。其实，这种观点恰恰是对剖宫产的误解。

剖宫产不能想剖就剖，大部分准妈妈是由于特定的适应证，必须接受剖宫产。剖宫产并不像很多人认为的那么轻松，伴随而来的并发症，往往需要准妈妈更小心地应对。

● 剖宫产前要休息好

剖宫产是一种创伤性手术，准妈妈产后需要大量体力来恢复，所以产前也应该注意休息，保证充足的睡眠。同时要注意做好个人清洁，以减小细菌感染概率。

● 术前4小时应禁食

剖宫产手术需要硬脊膜外腔麻醉，而麻醉的并发症就是呕吐和反流。术中呕吐、反流时，很容易使胃容物进入气管。所以做剖宫产的准妈妈应在手术前4小时禁食；术中恶心、呕吐时，要告诉医务人员，侧过头去呕吐，避免误吸；手术后也要禁食6小时。

● 备皮，放置尿管

剖宫产前，准妈妈需要剔除体毛，避免手术中毛发上的细菌掉落到切开的伤口上，这一过程就叫作"备皮"。备皮的范围是从乳房下方开始，沿着腋中线至大腿上段及会阴。做完备皮后，医生会为临产妈妈插上尿管，避免麻醉后尿道括约肌松弛，小便失禁或术后无法正常排泄。这之后，准妈妈就会进手术室准备麻醉和手术。剖宫产前，医生会交代清楚相关事宜，准妈妈只要做好心理准备，听从安排就好，1~2小时后，宝宝就会降临世界，与爸爸妈妈见面啦。

孕10月运动：拉玛泽生产呼吸法

拉玛泽生产呼吸法是准妈妈在分娩前和分娩中用来缓解宫缩疼痛和产痛的呼吸方法，可以有效地让准妈妈在分娩时将注意力集中在对呼吸的控制上，从而转移疼痛，适度放松肌肉，达到加快产程的目的。拉玛泽生产呼吸法必须在身心完全放松的情况下，才能发挥最好的减痛效果。

以下方法在宫口开0~10厘米适用。宫缩从开始出现到减退、消失，整个过程大概需要50秒。

0~15秒

宫缩出现，深吸气，心中默数4下，吐气，心中默数4下。宫缩更加强烈，深吸气，心中默数3下，吐气，心中默数3下。宫缩即将最强烈，深吸气，心中默数2下，吐气，心中默数2下。

15~35秒

宫缩到达顶点，快速吸气吐气。

35~50秒

宫缩开始减退，深吸气，心中默数2下，吐气，心中默数2下。深吸气，心中默数3下，吐气，心中默数3下。深吸气，心中默数4下，吐气，心中默数4下。

从原理上来说，拉玛泽生产呼吸法最好用鼻子吸气，用嘴呼气，以免发生过多的肠积气，也避免准妈妈出现口干舌燥的情况。但如果准妈妈感到鼻子呼吸不畅，有鼻炎或者鼻子不通等情况，也可以选择用嘴完成吸气和呼气这2个动作。

一个呼吸，避免阴道撕裂

当宝宝的头稍微露出一点点，这时候准妈妈的感觉类似便秘带来的难受，就想赶快把孩子生出来，但是医生会说："别使劲了，开始喘气，哈气。"这是因为，分娩时除了宫缩的力量，还会用到膈肌、腹肌、肛提肌的力量，分娩进行到这一步，恰恰需要把节奏放慢。这时候，反而需要短、平、快的呼吸卸掉膈肌和腹肌的力量，靠子宫自己的力量把宝宝推出来。这样能够避免宝宝一下子出来，导致撕裂阴道。

做胎教更聪明

随着预产期的临近，准妈妈可能会有焦虑、担忧等情绪，试着给胎宝宝唱唱歌，跟他聊聊天，平复一下情绪。本月，准妈妈情绪稳定，就是最好的胎教。

给胎宝宝唱歌

准妈妈的歌声中只要饱含对宝宝的深情，这就是世界上最美的歌声，胎宝宝会在妈妈的歌声中幸福成长。活泼有趣的儿歌童谣、词曲优美的流行歌曲都可以让准妈妈心情放松，选择自己熟悉的歌唱一唱，胎宝宝会更加熟悉准妈妈的声音。

准妈妈还可以多哼唱摇篮曲，摇篮曲恬静、优美的旋律本身就是一首抒情诗，仿佛是妈妈在轻拍着宝宝哄睡。准妈妈在休息期间给胎宝宝唱摇篮曲，不仅有助于安抚胎宝宝，还可以帮他在出生之后养成良好的睡眠习惯。

和胎宝宝无话不谈

虽然现在胎宝宝还没有出生，但准妈妈也可以和他分享自己的心事，想说什么都可以，胎宝宝都会很喜欢听的。

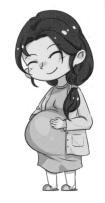

准妈妈可以告诉他现在离预产期还有多少天，家里人有多么盼望他出生。还可以告诉胎宝宝，自己现在正在做什么，今天吃了什么东西，今天的天气是怎样的，隔壁邻居打听了他什么时候出生，朋友送来一件漂亮的小衣服，爷爷和奶奶随时等候宝宝的到来……

准妈妈的所有想法和生活中的琐事，都可以跟胎宝宝讲一讲。

附 录

 ## 新妈妈的产后护理要点

随着宝宝的第一声啼哭,十月怀胎之旅正式结束了。从现在开始,准妈妈升级成了新妈妈,多了一份责任,多了一份爱。除了照顾好宝宝,也要照顾好自己,更好地开启新的人生旅途。

产后2小时尽早开奶

医生通常建议新妈妈产后半小时内开始哺乳,最晚也不要晚于产后2小时。新妈妈即使没有乳汁也要让宝宝尝试吮吸,这样才能促进乳汁分泌。初乳中含有非常丰富的营养物质,不仅可以提高宝宝的免疫力,还可以让新妈妈奶水越来越多。

自然分娩妈妈的产后护理

相比剖宫产,自然分娩的新妈妈产后恢复较快,护理重点在于子宫恢复和体力恢复。由于分娩过程中体力消耗巨大,家人可以给新妈妈准备一些恢复体力和补充营养的饮食。

● 顺产后2小时就可以下地活动

分娩后,新妈妈需要留在产房,由医生监测阴道出血、子宫恢复情况,以及生命体征等,如果体温、脉搏、血压、血氧等常规指标一切正常,2小时后就可以返回病房。由于新妈妈在分娩中和分娩后基本属于卧床状态,容易造成低血压,回到产房后,建议将床头摇高30~60度,等新妈妈逐渐适应后,再在家人的搀扶下尝试下地活动。

● 产后马上这样做,预防血栓形成

产后新妈妈可以在床上适当活动下肢,简单的动作就是屈伸踝关节。

方法是:用力向下伸脚,尽量使踝关节伸直,保持12秒;然后用力将脚背屈(勾脚),再保持12秒,如此反复练习,可调动小腿肌肉泵的作用,加速下肢静脉血的流速,也有利于下肢静脉的回流,可有效预防静脉血栓形成。

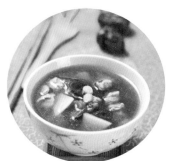

黄芪羊肉汤

黄芪羊肉汤能够补充体力，给新妈妈提气，有利于产后恢复。

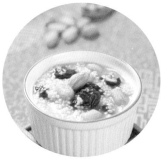

花生红枣小米粥

此粥营养丰富，对在生产过程中消耗了大量体力和营养物质的新妈妈有很好的补益作用。

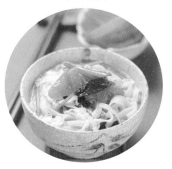

番茄菠菜面

软软的面条非常好消化，番茄酸甜的口感，可以增强新妈妈食欲。

● 自然分娩后第1天食谱

生产几乎耗尽了新妈妈的所有体力，因此，产后的饮食关键点就是补充体力，帮助新妈妈恢复元气。

● 自然分娩后4~6小时内要排尿

新妈妈于分娩后4~6小时内应当解1次小便，而有些分娩不顺利的新妈妈，往往出现排尿困难。这是因为自然分娩非常消耗体力，再加上会阴部切口疼痛，新妈妈会感觉不到尿意。倘若自然分娩后6小时还是排尿困难，此时就应用导尿管排尿。

● 4个方法减轻会阴侧切疼痛

1. 产后24~48小时内使用会阴冷敷垫，对于产后侧切后伤口和会阴肿胀疼的情况有一定的缓解。

2. 不要长时间站着或坐着，每3个小时换1次卫生巾，确保垫得合适牢靠，免得卫生巾移动引起更多刺激。

3. 小便后用温水冲洗会阴部，不要用纸巾擦，要用干净的毛巾或棉柔巾轻轻蘸干，每次要从前往后擦干。

4. 淋浴可以缓解疼痛，但洗澡时间不要太久，否则会延缓恢复的时间。

剖宫产妈妈产后护理

剖宫产后新妈妈需要到观察室观察约30分钟，以防出现产后大出血或其他状况。产妇术后24小时内应该卧床休息，每隔3~4个小时，在家人或者护理人员的帮助下翻一次身，以免局部压出褥疮。很多医院允许家属晚间陪床，此时，新爸爸要主动承担起陪床的工作，这会让妻子感受到关爱。

● 产后24小时内关注阴道出血量

由于剖宫产出血较多，新妈妈和陪护的家属要在手术后24小时内密切关注阴道出血量，如发现超过正常的月经量，要及时通知医生。

● 止血沙袋按压6小时左右

剖宫产手术后，护士会在新妈妈腹部压一个沙袋或盐袋（普通的食用盐），压6小时左右，以减少腹部伤口渗血。护士会每隔一段时间为新妈妈检查伤口，量血压、脉搏、体温。产后第2天，护士还会为新妈妈换敷料，并检查伤口有无渗血及红肿。新妈妈如有糖尿病、贫血及其他影响伤口愈合的疾病，则要延迟拆线。如果用的是可吸收的羊肠线，就不需要拆线。

● 24小时后要下床活动

剖宫产术后24小时，新妈妈就应该进行肢体活动，以增强胃肠蠕动，尽早排气，还可预防肠粘连及血栓形成。麻醉剂失效后，上下肢肌肉可做些收放动作。拔出导尿管后要尽早下床，动作要循序渐进，从坐到站，再到走。实在不能站立，也要在床上坐一会儿。新妈妈在下床活动前可用绑腹带绑住腹部，这样，走动时就会减少因为震动而引起的伤口疼痛。

● 剖宫产后第1天食谱

剖宫产妈妈由于手术中肠管受到刺激，肠道功能受损，导致肠蠕动变慢，肠腔内出现积气现象，术后会有腹胀感，马上进食会造成肠梗阻。因此，术后6小时之内不宜进食。应等到6小时之后喝一点温开水，以刺激肠蠕动。等到排气之后，新妈妈才可以进食正常的食物。

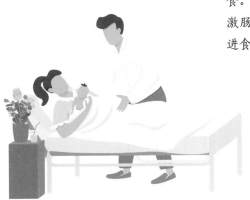

白萝卜鲜藕汁

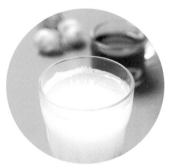

白萝卜鲜藕汁具有增强肠胃蠕动、促进排气、减少腹胀、排便通肠的作用。

莲藕红豆汤

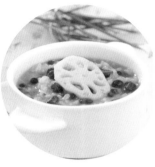

莲藕有通气的作用，红豆含有较丰富的皂角苷，有很好的利尿消水肿的作用，都适合剖宫产妈妈食用。

葡萄干苹果粥

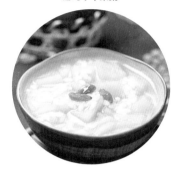

苹果和葡萄干一起煮粥，酸甜可口，容易消化，能为新妈妈补充能量和水分。

● 剖宫产术后24~48小时后排尿

为了手术方便，新妈妈通常在剖宫产术前要插上导尿管。术后24~48小时，麻醉剂的影响消失，膀胱才恢复排尿功能，这时可拔掉导尿管。只要一有尿意，新妈妈就要努力自行解尿，降低因导尿管保留时间过长而引起细菌感染的概率。

● 绑腹带，手术后7天内使用

剖宫产妈妈在手术后的7天内，最好使用绑腹带包裹腹部，这样能够减少伤口张力，减轻伤口疼痛。但是，最好在下床活动时使用，卧床后应解下。腹部拆线后，不宜长期使用绑腹带。另外，如果新妈妈内脏器官有下垂症状，也可以使用绑腹带，对内脏有托举的作用。

● 绑腹带的使用方法

正确使用绑腹带可以减少伤口的张力、固定骨盆，对腰部也有很好的保护。但是在具体操作上常常出现错误。

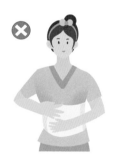

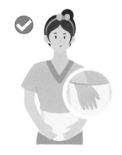

这种绑法既盖不住伤口，也固定不了骨盆，还有可能引起呼吸困难，给盆底肌更多压力，是错误的绑法。

平躺在床上，以骨盆最上面的骨头为中心缠绕绑腹带，然后将绑腹带调整到舒适位置，松紧度以妈妈平躺时轻松插进一只手为佳。

● 剖宫产伤口怎么护理

一般剖宫产的手术伤口约10厘米，现在医院基本都用可吸收线皮内缝合，不需拆线。但是，完全恢复的时间需要4~6周。在恢复期间，新妈妈需要注意以下几点。

1.伤口的痂不要过早地揭掉，否则会把尚停留在修复阶段的表皮细胞带走，甚至撕脱真皮组织，刺激伤口，出现刺痒。

2.改善饮食习惯，多吃蔬菜、水果、鸡蛋、瘦肉等富含维生素C、维生素E以及人体必需氨基酸的食物。这些食物能够促进血液循环，改善表皮代谢功能。另外要忌吃辣椒、葱、蒜等刺激性食物。

3.避免阳光直射伤口，防止紫外线刺激形成色素沉淀。

4.注意保持瘢痕处的清洁卫生，及时擦去汗液，不要用手抓挠，不要用衣服摩擦瘢痕或用热水擦洗的方法止痒，以免加剧局部刺激，促使结缔组织炎性反应。

5.瘢痕体质的新妈妈，产后2周左右可以涂抹硅酮凝胶来预防瘢痕增生。

剖宫产后，新妈妈身体抵抗力较弱者或腹部脂肪较厚者有可能引起伤口感染。另外，由于体质的原因，一些新妈妈还可能会有瘙痒的困扰。新妈妈需要时刻关注伤口情况，如果长期不愈，建议去医院检查。

产后个人清洁

有关"产后多久可以洗澡""多久可以洗头"等问题的争论一直存在，长辈们可能觉得，才刚刚分娩，一定要撑过30天才能洗澡。但其实，如果长期不进行身体清洁，反而会导致细菌滋生，不利于新妈妈的产后恢复。

● 洗澡：自然分娩2~5天，剖宫产2周后

顺产妈妈可以进行简单的淋浴，但时间不要超过5分钟，水温控制在38~40℃。洗澡时要用弱酸性的沐浴用品。洗完澡要尽快擦干或吹干，不要受凉。

剖宫产的新妈妈视伤口恢复情况而定，如果伤口恢复得快，2周后就可以淋浴了。

● 洗头：产后1~2周

产后新妈妈新陈代谢较快，汗液增多，应按时洗头，保持个人卫生。产后1~2周就可洗头。洗头时应注意清洗头皮，用手指轻轻按摩头皮。水温一定要适宜，冷暖平衡即可，最好是38℃左右。产后头发较油，也容易掉发，因此不要使用太刺激的洗发用品。洗完头后及时把头发擦干或吹干，并用干毛巾包一下，避免着凉。在头发未干时不要扎起头发，也不可马上睡觉，避免引起头痛、脖子痛。

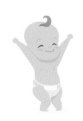

乳房护理

乳房是宝宝的食物来源，保护乳房，就是在保护宝宝的口粮。

● 减轻乳房肿胀的妙方

勤哺乳

缓解乳房胀痛的最好办法就是让宝宝频繁吸吮。

挤乳汁或用吸奶器

用干净的双手握住整个乳房，轻轻从乳房四周向乳头方向进行按摩挤压出奶，或者利用吸奶器，一边吸一边轻柔肿胀处，把多余的奶吸出来。

冷敷

用清凉的毛巾或者把冰块用毛巾包裹起来进行冷敷，可以减轻肿痛。冷敷不会让乳腺组织萎缩，因此不必担心这样会减少乳汁的分泌量。

● 乳头皲裂怎么办

新妈妈乳头娇嫩、哺乳姿势错误、宝宝用力吸吮乳头、孕期未做好乳房护理等都有可能导致乳头皲裂。防治乳头皲裂，最好做到以下几点。

1.每侧乳房喂奶最好不超过20分钟，让宝宝含住乳头和大部分乳晕。结束哺乳前，要用食指轻轻地压住宝宝的下颌，让宝宝自己吐出乳头。哺乳结束后，新妈妈可用少许乳汁涂抹在乳头上，自然晾干，也可涂一些乳头膏。

2.喂奶前妈妈可以先挤一点奶出来，这样乳晕就会变软，可以有效预防皲裂，也有利于宝宝吮吸。

3.对于已经开裂的乳头，可以每天使用熟的食用油、天然羊脂膏涂抹在伤口处，促进愈合。

4.如果乳头皲裂较为严重，可以使用吸奶器和乳头保护罩，使宝宝不直接接触乳头。24~48小时后，待乳头恢复，再尝试亲喂或取掉保护罩。

新生儿护理要点

笨拙的姿势、小心翼翼的动作，紧张的表情会破坏自己脑海中无数次想象过的幸福场面。别气馁，爱宝宝，就从日常生活中的护理开始吧！

哺乳姿势

当新妈妈怀抱着温暖的小人儿，心中千丝万缕的母爱化作香甜的乳汁，感受着宝宝的吸吮，看着他的小脸流露出无比舒适幸福的表情，新妈妈将深深体会到哺乳的幸福。

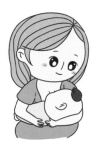 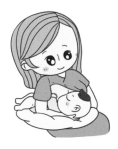 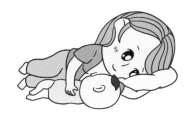

1.摇篮式： 这是最常用的姿势。新妈妈坐稳后用手臂肘关节内侧支撑宝宝的头，让宝宝腹部紧贴自己，新妈妈的另一只手托着乳房，将乳头和大部分乳晕送到宝宝的口中。

2.半卧式： 新妈妈将头靠在沙发或床头，在宝宝的头下垫两个枕头，新妈妈把宝宝抱在怀中，一只手托住宝宝背部和臀部，另一只手帮助宝宝吃奶。这个姿势适合较大的宝宝，对嘴部患有疾病的宝宝特别适用。

3.侧卧式： 新妈妈躺好，然后让宝宝面向自己侧躺，让他的嘴和自己的乳头成一直线，一只手托着宝宝臀部，使其更靠近乳房。这样可以使剖宫产或侧切的新妈妈伤口不会因为哺乳而疼痛。在宝宝出生的最初几天，大多用这种姿势哺乳。

拍嗝防溢乳

母乳喂养时，新妈妈可以让宝宝吸吮大部分乳晕，以免吞咽太多空气。喂完奶后将宝宝直立抱起，用空心掌轻拍其背部，等待宝宝打嗝后再轻轻放下。对溢乳明显的宝宝，还可以垫高床头部位，使床成30~45度头高足低位，并使宝宝在吃奶后30分钟到1小时内保持右侧卧位。

脐带护理

一般情况下，宝宝的脐带会在出生1周左右自行脱落，2周左右自动愈合。这期间新妈妈可以为宝宝做一些简单的脐带护理。

1. 用棉签或细纱布蘸75%的医用酒精，从内向外涂擦脐带根部和周围，每天涂擦1或2次。

2. 在擦拭之前先洗手，避免脐部接触爽身粉等各种粉剂，以免使脐部发炎不易愈合。

3. 不要把脐带包在尿布或纸尿裤里，防止大小便弄湿脐带。如果脐部被尿湿，必须立即消毒，保持干燥和清洁。

4. 千万不要试图自己去除脐痂。

5. 要经常观察是否有感染的迹象，如果脐带流血、有异味或分泌物、周围红肿或脐带超过1个月仍未脱落，就需要带宝宝就医。

眼睛护理

如果宝宝一出生，眼睛上就有一层灰白色的东西，这可不是眼屎，而是"胎脂"。胎脂有保护皮肤和防止散热的作用，可以自行吸收，所以不能随便擦除。如果宝宝刚睡醒，眼睛上有眼屎，可以用纱布或消毒棉签蘸温水轻轻地擦拭，千万不可用手指或手指甲直接处理。如果眼睛的分泌物屡擦不净，则要怀疑是不是结膜炎，需要带宝宝去看医生。

口腔护理

宝宝的口腔黏膜又薄又嫩，可以用棉纱布蘸温水轻轻擦拭，保持口腔清洁。如果发现宝宝的口腔黏膜有白色奶样物，而且用棉签轻轻擦拭也不易脱落，并有点充血，则可能是念珠菌感染了，也就是鹅口疮。家长不可自行处理，要先咨询医生。

耳朵护理

洗澡时千万不要让宝宝的耳朵进水。可以用婴儿专用棉签蘸些温水拭干外耳道及外耳。再用棉布浸湿，轻擦宝宝外耳的褶皱和隐蔽的部分。最后清洁耳背部。不要尝试给小宝宝掏耳垢，因为这样容易伤到宝宝的耳膜，而且耳垢可以保护宝宝耳道免受细菌的侵害。

鼻腔护理

如果鼻痂或鼻涕堵塞了宝宝的鼻孔，可用婴儿专用棉签或小毛巾角蘸水后湿润鼻腔内干痂，再轻轻按压鼻根部，就容易把鼻痂清理出来。如果鼻腔被过多的鼻涕堵塞，可以用球形的吸鼻器把鼻涕清理干净。方法是让宝宝仰卧，往宝宝的鼻腔里滴1滴盐水溶液。把吸鼻器插入一个鼻孔，用食指按压住另一个鼻孔。把鼻涕吸出来，然后再吸另一个鼻孔。动作一定要轻柔。

囟门护理

囟门是新生儿非常娇弱的地方。其实新生儿的囟门是可以清洗的，否则容易堆积污垢，引起宝宝头皮感染。清洁时一定要注意：囟门的清洗可在洗澡时进行，可用宝宝专用洗发液，不能用香皂，以免刺激头皮诱发湿疹或加重湿疹；清洗时父母的手指应平置在囟门处轻轻地揉洗，不应强力按压或强力搔抓。

皮肤护理

新生儿的皮肤非常娇嫩，在给宝宝洗澡的时候一定要小心，防止损伤宝宝皮肤。在脐带脱落前也可以洗澡，只是在每次洗澡后要用75%的酒精清洁脐部，尤其要清洁脐窝处。新生儿每次大小便后均需用温水清洗，以防发生尿布疹。洗尿布时，必须多次用清水清洗，以防肥皂的碱性化学成分留在尿布上刺激皮肤。

护理女宝宝外阴

首先，每次给女宝宝换尿布时，用温水从前向后冲洗，并从前向后，用柔软无屑的卫生纸巾擦拭干净。

其次，最好每天用温水清洗2次外阴。清洗顺序跟擦拭的方向一样，一定要从前向后。此外，女宝宝的尿布或纸尿裤要注意经常更换。

清洗男宝宝生殖器

清洗时要先轻轻抬起宝宝的阴茎，用一块柔软的纱布轻柔地蘸水清洗根部。然后清洗宝宝的阴囊，这里褶皱多，较容易藏匿汗污。包括腹股沟附近，也要着重擦拭。清洗宝宝的包皮时，用拇指和食指轻轻捏着阴茎的中段，朝他身体的方向轻柔地向后推包皮，然后轻柔擦拭。平时给男宝宝选择的纸尿裤和裤子要宽松，不要把会阴部包裹得太紧。如果宝宝没有使用纸尿裤，在他排尿后，最好用干净的无屑纸巾擦干尿液，保持局部干爽。

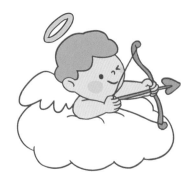

小天使降临！
妈妈本不是超人，
却为你变成了"万能牌"妈妈。